Manual de Sobrevivência em ANESTESIOLOGIA

Manual de Sobrevivência em ANESTESIOLOGIA
Guia Prático para o Residente

Neville Robinson
Department of Anaesthesia
Northwick Park and St Mark's Hospitals
Harrow, Middlesex
UK

George Hall
Department of Anaesthesia
St George's
University of London
London
UK

William Fawcett
Department of Anaesthesia
Royal Surrey County Hospital
Guildford, Surrey
UK

Quarta Edição

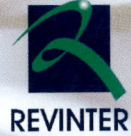

REVINTER

Manual de Sobrevivência em Anestesiologia – Guia Prático para o Residente – Quarta Edição
Copyright © 2014 by Livraria e Editora Revinter Ltda.

ISBN 978-85-372-0594-3

Todos os direitos reservados.
É expressamente proibida a reprodução
deste livro, no seu todo ou em parte,
por quaisquer meios, sem o consentimento,
por escrito, da Editora.

Tradução:
LUCILA SIMÕES SAINDENBERG
*Tradutora Especializada
na Área de Saúde, SP*

Revisão Técnica:
ÚRSULA GUIRRO
*Especialização em Anestesiologia pela Sociedade Brasileira de Anestesiologia
Mestrado em Clínica Cirúrgica pela Universidade Federal do Paraná
Médica-Anestesiologista do Hospital do Trabalhador – Curitiba, PR*

CIP-BRASIL. CATALOGAÇÃO NA PUBLICAÇÃO
SINDICATO NACIONAL DOS EDITORES DE LIVROS, RJ

R556m
4. ed.

  Robinson, Neville
    Manual de sobrevivência em anestesiologia : guia prático para o residente / Neville Robinson, George Hall, William Fawcett ; tradução Lucila Simões Saindenberg , Úrsula Guirro. - 4. ed. - Rio de Janeiro : Revinter, 2014.
    il.
    Tradução de: Hot to survive in anaesthesia – a guide for trainees – 4th edition
    Inclui bibliografia e índice
    ISBN 978-85-372-0594-3

    1. Anestesia - Manuais, guias, etc. 2. Anestesiologia - Manuais, guias, etc. I. Hall, George. II. Fawcett, William. III. Título.

14-11684
CDD: 617.96
CDU: 616-089.5

Nota: A medicina é uma ciência em constante evolução. À medida que novas pesquisas e experiências ampliam os nossos conhecimentos, são necessárias mudanças no tratamento clínico e medicamentoso. Os autores e o editor fizeram verificações junto a fontes que se acredita sejam confiáveis, em seus esforços para proporcionar informações acuradas e, em geral, de acordo com os padrões aceitos no momento da publicação. No entanto, em vista da possibilidade de erro humano ou mudanças nas ciências médicas, nem os autores e o editor nem qualquer outra parte envolvida na preparação ou publicação deste livro garantem que as instruções aqui contidas são, em todos os aspectos, precisas ou completas, e rejeitam toda a responsabilidade por qualquer erro ou omissão ou pelos resultados obtidos com o uso das prescrições aqui expressas. Incentivamos os leitores a confirmar as nossas indicações com outras fontes. Por exemplo e em particular, recomendamos que verifiquem as bulas em cada medicamento que planejam administrar para terem a certeza de que as informações contidas nesta obra são precisas e de que não tenham sido feitas mudanças na dose recomendada ou nas contraindicações à administração. Esta recomendação é de particular importância em conjunto com medicações novas ou usadas com pouca frequência.

Título original:
Hot to Survive in Anaesthesia – A Guide for Trainees, Fourth Edition
Copyright © by John Wiley & Sons, Ltd.

Livraria e Editora REVINTER Ltda.
Rua do Matoso, 170 – Tijuca
20270-135 – Rio de Janeiro – RJ
Tel.: (21) 2563-9700 – Fax: (21) 2563-9701
livraria@revinter.com.br – www.revinter.com.br

Este livro é dedicado à Charlotte Fawcett.

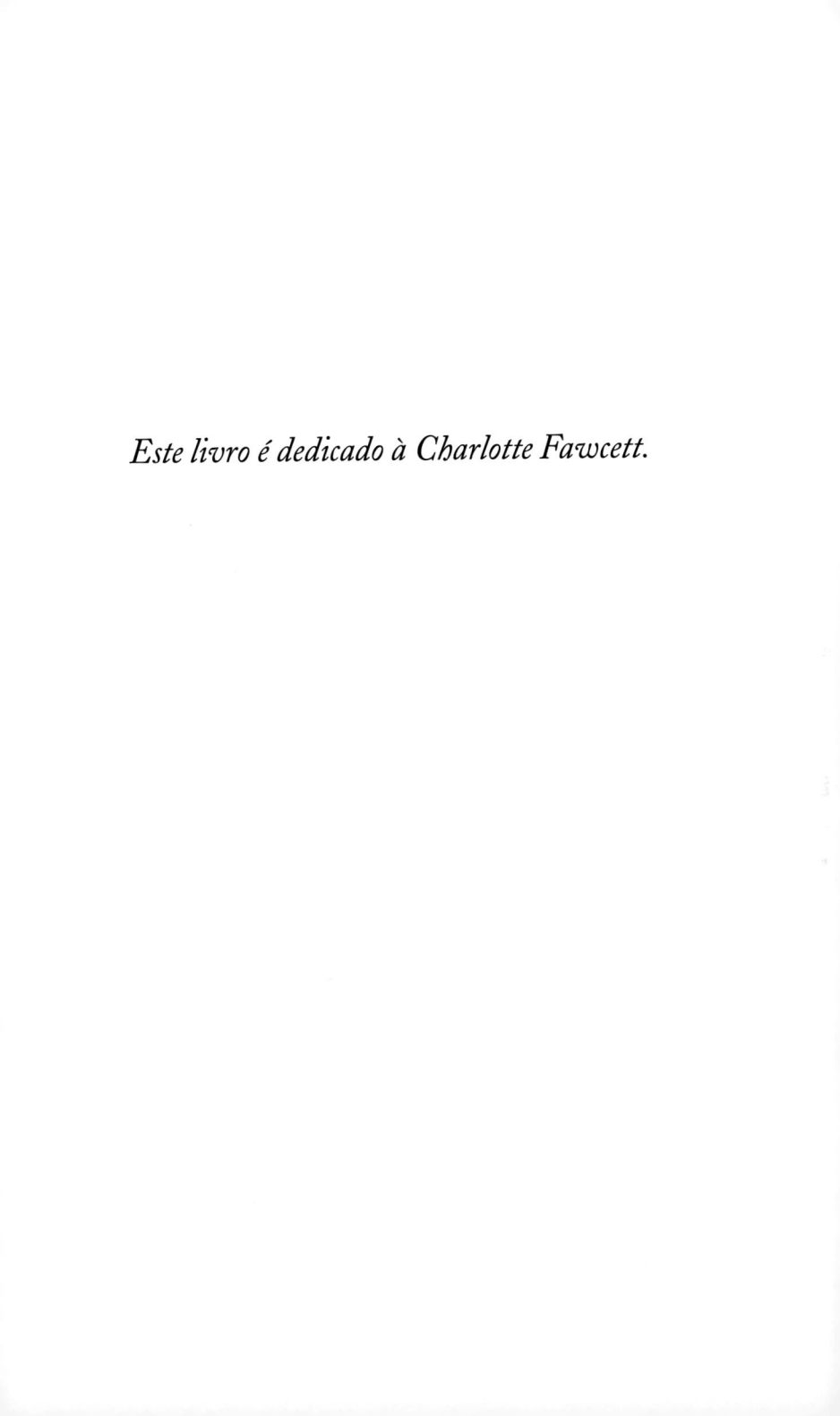

Sumário

Lista de Quadros, ix
Lista de Figuras, xiii
Lista de Tabelas, xiv
Prefácio da quarta edição, xv
Prefácio da terceira edição, xvi
Prefácio da segunda edição, xvii
Prefácio da primeira edição, xviii
Vamos começar bem do início..., xix

Parte I: Porcas e parafusos, 1
Capítulo 1: Avaliação das vias aéreas, 3
Capítulo 2: Controle das vias aéreas, 9
Capítulo 3: Intubação traqueal, 15
Capítulo 4: Falha de intubação, 21
Capítulo 5: Acesso vascular, 25
Capítulo 6: Fluidos intravenosos, 29
Capítulo 7: Equipamento de anestesia, 33
Capítulo 8: Sistemas respiratórios e ventilatórios na anestesia, 41
Capítulo 9: Ventiladores e outros equipamentos, 47
Capítulo 10: Monitoramento em anestesia, 51

Parte II: Crises e complicações, 57
Capítulo 11: Parada cardíaca, 59
Capítulo 12: Hemorragia e transfusão de sangue, 69
Capítulo 13: Reações anafiláticas, 77
Capítulo 14: Hipertermia maligna, 81
Capítulo 15: Toxicidade dos anestésicos locais, 87
Capítulo 16: Estridor – obstrução das vias aéreas superiores, 93
Capítulo 17: Pneumotórax, 99
Capítulo 18: Problemas mais comuns no intraoperatório, 103
Capítulo 19: Problemas pós-operatórios, 111
Capítulo 20: Acidentes em anestesia, 121

Parte III: Passando o gás, 125
Capítulo 21: Avaliação pré-operatória, 127
Capítulo 22: Reconhecimento e tratamento do paciente doente, 133
Capítulo 23: Princípios da anestesia de emergência, 137
Capítulo 24: Anestesia peridural e raquianestesia, 145
Capítulo 25: Anestesia para cirurgia ginecológica, 153
Capítulo 26: Anestesia para cirurgia urológica, 161
Capítulo 27: Anestesia para cirurgia abdominal, 169
Capítulo 28: Anestesia para odontologia e otorrinolaringologia, 175
Capítulo 29: Anestesia para cirurgia ortopédica, 183
Capítulo 30: Anestesia para cirurgia ambulatorial, 191
Capítulo 31: Manejo do paciente na área de recuperação anestésica, 195
Capítulo 32: Analgesia pós-operatória, 201
Capítulo 33: Anestesia em trauma de crânio, 207
Capítulo 34: Anestesia fora do centro cirúrgico, 211
Capítulo 35: Aforismos anestésicos, 217

E finalmente..., 221

Índice remissivo, 223

Lista de Quadros

1.1 Avaliação das vias aéreas, 3
1.2 Características médicas de intubação difícil da via aérea, 4
1.3 Características anatômicas de controle das vias aéreas e intubação difíceis, 4
2.1 Métodos de controle das vias aéreas, 9
3.1 Técnicas de intubação, 15
3.2 Sinais clínicos usados para confirmar a intubação traqueal, 16
3.3 Testes técnicos para confirmar a intubação, 17
3.4 Complicações da intubação traqueal, 18
4.1 Curso inicial de ação para uma intubação falha, 21
4.2 Decisões subsequentes a considerar após uma intubação falha, 22
5.1 Complicações da cateterização da veia jugular interna, 27
5.2 Variantes em pressão venosa central, 27
7.1 Componentes do equipamento anestésico, 33
7.2 Uma atmosfera de pressão (várias unidades), 33
7.3 Lista de verificação do equipamento anestésico, 37
8.1 Componentes do circuito respiratório anestésico, 41
8.2 Funções das bolsas em sistemas respiratórios, 42
9.1 Tipos de ventiladores, 47
9.2 Componentes do dispositivo de sucção, 49
9.3 Componentes do sistema de limpeza, 49
10.1 Requisitos de monitoramento da anestesia, 51
10.2 Dispositivos de monitoramento do paciente (essenciais), 53
10.3 Dispositivos especializados de monitoramento de pacientes, 53
10.4 Causas da baixa saturação de oxigênio, 55
10.5 Causas mais comuns de P_aCO_2 alto e baixo, 56
12.1 Estimativa da perda de sangue, 70
12.2 Aditivos utilizados no armazenamento de hemácias, 70
12.3 Complicações da transfusão de sangue, 72
12.4 Fórmulas de volume de sangue, 74
12.5 Verificações da transfusão de sangue, 75
13.1 Sinais de graves reações alérgicas a medicamentos, 77

Lista de Quadros

13.2 Anafilaxia – tratamento imediato, 78
13.3 Anafilaxia – tratamento secundário, 79
14.1 Sinais clínicos da hipertermia maligna (HM), 83
14.2 Sinais metabólicos da hipertermia maligna, 83
14.3 Plano global de gestão para hipertermia maligna, 84
14.4 Anestesia na suspeita de hipertermia maligna, 85
15.1 Recomendações para o uso seguro da adrenalina em soluções de anestésico local, 88
15.2 Sinais de toxicidade leve do anestésico local, 89
15.3 Sinais de grave intoxicação do anestésico local, 89
15.4 Tratamento imediato da intoxicação grave por anestésico local, 90
15.5 Tratamento de intoxicação grave por anestésico local sem parada circulatória, 90
15.6 Tratamento da parada cardíaca associada à injeção de anestésico local, 90
16.1 Causas mais comuns de obstrução das vias aéreas superiores, 93
16.2 Sintomas e sinais de obstrução das vias aéreas superiores, 94
17.1 Causas de pneumotórax, 99
17.2 Sinais de pneumotórax em anestesia, 100
18.1 Causas comuns de problemas intraoperatórios, 104
18.2 Manejo do laringospasmo, 105
18.3 Diagnósticos diferenciais da sibilância, 105
18.4 Tratamento medicamentoso de arritmias graves (com risco de morte), 107
18.5 Principais causas da hipotensão intraoperatória, 108
18.6 Causas da hipertensão intraoperatória, 109
19.1 Sinais de obstrução das vias aéreas, 111
19.2 As causas mais comuns de obstrução pós-operatória das vias aéreas, 112
19.3 Causas mais comuns de insuficiência respiratória, 113
19.4 Causas incomuns de insuficiência respiratória, 113
19.5 Sinais de função neuromuscular adequada, 114
19.6 Fatores associados com vômito pós-operatório, 115
19.7 Causas do atraso da recuperação, 116
19.8 Fatores que predispõem a hipotermia pós-operatória, 117
19.9 Prevenção da perda de calor do corpo, 117
19.10 Causas da hipertermia, 118
21.1 Classificação de operações, 127
21.2 Classes de estado físico da ASA, 128
21.3 Avaliação específica da obesidade, 129

Lista de Quadros XI

21.4 Exames pré-operatórios básicos e avançados , 129
21.5 Razões para pré-medicação, 131
22.1 Princípios de cuidados ao paciente cirúrgico doente , 133
23.1 Componentes da anestesia geral, 137
23.2 Classificação das técnicas anestésicas, 138
23.3 Métodos para facilitar a intubação traqueal, 139
23.4 Manejo da intubação traqueal quando há risco de aspiração, 140
23.5 Principais efeitos colaterais da succinilcolina, 142
23.6 Fatores de alto risco para regurgitação, 143
23.7 Sinais de aspiração pulmonar, 143
23.8 Níveis de cuidados, 144
24.1 Requisitos antes de iniciar a anestesia regional, 145
24.2 Contraindicações absoluta e relativa para anestesia epidural, 146
24.3 Principais complicações da anestesia epidural, 149
24.4 Outras complicações da anestesia epidural, 149
24.5 Complicações dos opioides epidurais, 150
24.6 Fatores que influenciam a distribuição de soluções de anestésico local no líquido cerebrospinal, 151
25.1 Vantagens do uso de CO_2 para pneumoperitônio, 153
25.2 Problemas decorrentes da insuflação por gás, 154
25.3 Complicações da inserção de agulha ou trocarte, 155
25.4 Problemas anestésicos da cirurgia laparoscópica, 155
25.5 Considerações anestésicas na gravidez ectópica, 156
25.6 Considerações anestésicas na curetagem, 157
26.1 Exigências para o fluido de irrigação urológica, 161
26.2 Fatores que influenciam a absorção de glicina, 162
26.3 Problemas anestésicos para RTUP, 162
26.4 Sintomas e sinais de intoxicação aguda por água (síndrome de RTUP), 163
26.5 Exames de sangue em suspeita síndrome de RTUP, 163
26.6 Tratamento da intoxicação por água na síndrome de RTUP, 164
26.7 Anestesia para RTUP, 165
26.8 Vantagens e desvantagens da anestesia regional para RTUP, 166
26.9 Vantagens e desvantagens da anestesia geral para RTUP, 166
26.10 Considerações específicas em cirurgia renal, 168
27.1 Problemas pré-operatórios específicos em cirurgia abdominal, 169
27.2 Complicações da hipocalemia, 170
27.3 Considerações peroperatórias em cirurgia abdominal, 170
27.4 Problemas pós-operatórios específicos da cirurgia abdominal, 171
27.5 Problemas anestésicos da cirurgia anal, 173
28.1 Técnicas anestésicas para cirurgia dentária, 176

28.2 Considerações para anestesia geral em cirurgia dentária, 176
28.3 Considerações anestésicas para amigdalectomia, 178
28.4 Problemas anestésicos no sangramento da amígdala, 179
28.5 Considerações anestésicas para cirurgia do ouvido médio, 180
28.6 Técnicas de hipotensão induzida, 180
29.1 Considerações gerais em anestesia ortopédica, 183
29.2 Considerações e técnicas anestésicas para a cirurgia do braço, 185
29.3 Considerações e técnicas anestésicas para cirurgias de quadril e joelho, 186
29.4 Vantagens e desvantagens da anestesia regional para cirurgias de quadril e joelho, 186
29.5 Vantagens e desvantagens da anestesia geral para cirurgias de quadril e joelho, 187
29.6 Considerações anestésicas para cirurgias de coluna, 188
30.1 Diretrizes de seleção para cirurgia de curta internação, 191
30.2 Critérios para alta em cirurgia de curta internação, 192
31.1 Principais objetivos do tratamento na área de recuperação, 196
31.2 Causas da hipoxemia pós-operatória, 196
31.3 Problemas da recuperação tardia, 198
31.4 Critérios típicos para a alta da recuperação, 199
32.1 Vantagens alegadas de uma boa analgesia pós-operatória, 201
32.2 Fatores que influenciam a dor pós-operatória, 202
32.3 Plano geral de analgesia pós-operatória, 202
32.4 Principais efeitos colaterais dos AINEs, 204
32.5 Principais efeitos colaterais dos opioides sistêmicos, 204
33.1 Causas de danos cerebrais secundários após o trauma, 207
33.2 Indicações para intubação traqueal no paciente com lesão craniana, 208
33.3 Diretrizes para a transferência de pacientes com lesões cranianas, 210
34.1 Requisitos mínimos para condução de anestesia, 211
34.2 Considerações para anestesia na terapia eletroconvulsiva, 212
34.3 Considerações anestésicas para o transporte de pacientes, 214

Lista de Figuras

1.1 Estruturas vistas na abertura da boca para Mallampati, graus 1 a 4, 5
1.2 Linha mostra a distância tireomentoniana da cartilagem tiroide até a ponta do mento, 6
2.1 Máscara laríngea corretamente posicionada antes da insuflação, com a ponta da máscara na base da hipofaringe, 10
2.2 Tubo traqueal típico, 11
2.3 Vista da laringe obtida antes da intubação, 12
7.1 Uma válvula de redução de pressão, 35
8.1 Classificação Mapleson de sistemas com reinalação. As setas indicam a direção do fluxo de gás fresco (FGF), 44
8.2 Sistemas coaxiais de (A) Bain e (B) Lack. FGF, fluxo de gás fresco, 45
11.1 Algoritmo básico de suporte de vida no paciente adulto. Reproduzida com a gentil permissão do Resuscitation Council (UK), 61
11.2 Algoritmo avançado de suporte de vida no adulto. Reproduzida com a gentil permissão do Resuscitation Council (UK), 62
11.3 Algoritmo de bradicardia no adulto. Reproduzida com a gentil permissão do Resuscitation Council (UK), 64
11.4 Algoritmo de taquicardia no adulto. Reproduzida com a gentil permissão do Resuscitation Council (UK), 65
11.5 Suporte de vida básico pediátrico (profissionais de saúde com o dever de responder). Reproduzida com a gentil permissão do Resuscitation Council (UK), 66
11.6 Suporte de vida avançado pediátrico. Reproduzida com a gentil permissão do Resuscitation Council (UK), 67
23.1 Aplicação da pressão cricoide, 141
24.1 Anatomia do espaço epidural, 146
24.2 Agulha de Tuohy, cateter epidural e filtro, 148

Lista de Tabelas

5.1 Taxas de fluxo por meio de catéteres venosos típicos, 25
6.1 Composição eletrolítica de soluções venosas (mmol/L), 30
6.2 Propriedades de soluções coloidais, 31
12.1 Produtos de sangue de uso comum, 71
15.1 Características das drogas anestésicas locais, 87
24.1 Níveis dermatomais em vários pontos anatômicos, 152
30.1 Critérios de pontuação para alta, 192
32.1 Esquema típico para a bomba de morfina intravenosa ACP, 205
33.1 A Escala de Coma de Glasgow (GCS): avaliação neurológica, 209

Prefácio da quarta edição

Atualizamos o conteúdo para esta edição e adicionamos um capítulo essencial. Agradecemos aos leitores, por seus úteis comentários, e esperamos que o nosso ideal de auxiliar anestesiologistas novatos ao oferecermos habilidades e práticas anestésicas seguras ainda esteja sendo alcançado.

William Fawcett, generosamente, concordou em nos assistir com a autoria do livro e deu ao texto todo um novo frescor. Ele adicionou alguns estudos de casos às seções clínicas e contribuiu com o conteúdo de todo o texto.

Neville Robinson
George Hall
William Fawcett

Prefácio da terceira edição

Adicionamos dois capítulos em resposta à discussão com os residentes que pediram exemplos de acidentes anestésicos e ajuda na avaliação de pacientes doentes. A ênfase permanece na apresentação de um texto introdutório para a prática clínica segura. Somos gratos aos nossos muitos colegas, seniores e juniores, pelo seu apoio e aconselhamento, particularmente Neville Goodman.

Neville Robinson
George Hall

Prefácio da segunda edição

Somos gratos pelos muitos comentários recebidos a respeito do conteúdo e do estilo da primeira edição. Aproveitamos a oportunidade para diminuir o tamanho do livro, para algo semelhante a um 'livro de bolso', também revisando o texto e adicionando dois novos capítulos.

    Nosso principal objetivo continua sendo oferecer um texto fácil de ler que apresentará ao novo residente em anestesia a prática clínica *segura*. Além disto, o conteúdo do livro aplica-se a muitos aspectos clínicos do exame de admissão primária ao *Royal College of Anaesthetists*.

Neville Robinson
George Hall

Prefácio da primeira edição

Se você é um anestesiologista experiente, não deveria estar lendo este livro. Se você acaba de iniciar na anestesia, parabéns por sua escolha; você aderiu à mais interessante especialidade da medicina, que abriga alguns dos médicos mais inteligentes e completos que se pode encontrar nos hospitais (nos vêm à mente os nomes de pelo menos dois). Nas suas primeiras semanas na anestesiologia, você receberá muitos conselhos, alguns dos quais podem ser até bons, e influenciarão pelas questões atuais que afetam a especialidade. É fácil acreditar que auditoria, unidades de alta dependência, equipes de dor aguda e, *et cetera,* sejam áreas de conhecimento essenciais para o novato. Mas não são. Elas apenas se tornam relevantes quando você é capaz de conduzir uma anestesia segura. Esperamos que este livro pequeno ajude os residentes em seu primeiro ano de anestesia, por meio da ênfase aos princípios básicos e conceito-chave. Explicações completas foram deixadas para os livros 'adequados'.

Agradecemos aos muitos residentes que ao longo dos anos nos mantiveram entretidos, entusiasmados, algumas vezes informados, ocasionalmente assustados, e cuja engenhosidade em criar novos erros nunca deixa de surpreender.

Neville Robinson
George Hall

Vamos começar bem do início...

Se você está começando como residente na anestesiologia, com pouco conhecimento de como as salas de operação funcionam, leia isto. Se você entende o ambiente das salas de operação, vá para o Capítulo 1.

O que você precisa
Você precisará de seu crachá de identificação, duas canetas (a tinta de uma delas invariavelmente acabará ou ela será emprestada), um estetoscópio e uma cópia deste livro.

Aonde ir
Você precisará encontrar o vestiário correto, masculino ou feminino, e trocar-se, vestindo roupas do centro cirúrgico, touca e sapatos apropriados. Não deixe nada de valor em suas roupas; tranque no armário ou leve com você. Não entre no vestiário errado 'por engano' mais do que uma vez. Não tome emprestados os sapatos para salas de operação: o par que você pegar pertence a um dos cirurgiões seniores, que transformará sua vida em um inferno pelos próximos meses, quando ele(a) descobrir que eles sumiram. Máscaras faciais geralmente são desnecessárias, exceto em salas de operação nas quais uma prótese será inserida, como em ortopedia.

Você verá membros da equipe vagando pelo hospital e mesmo em lojas locais vestindo roupas do centro cirúrgico. Um dos autores até viu uma pessoa vestida com roupas de cirurgia em um aeroporto internacional. Isto é inapropriado, e você deve trocar-se cada vez que sair da sala de operação.

Como se comportar
Você deve ser pontual, bem-educado e agradável com toda a equipe. Como um novo residente em anestesia, você está na base da hierarquia da sala de operação.

Principais pessoas na sala de operação
Em todas as salas de operação há um(a) enfermeiro(a), que não está vestido com roupa estéril, que passa os instrumentos para a equipe cirúrgica. Há, geralmente, uma religiosa[1] encarregada da sala de operação. No Reino Uni-

---
[1] No Brasil, frequentemente, esta pessoa não está presente. Nota da Revisora Técnica.

do, o anestesiologista sempre trabalha com um auxiliar de anestesia. Eles podem ser chamados de prático do departamento de operação/cirurgia ou enfermeiro anestésico. Todos eles passaram por pelo menos dois anos de treinamento e, frequentemente, têm conhecimentos em ressuscitação e avaliação de traumas. Observe atentamente como eles se preparam para os casos e ouça qualquer conselho que eles possam dar. Poucos auxiliares não ajudam os residentes, e os melhores são extraordinários. Aprendemos muito com esses auxiliares experientes e estimamos seu conhecimento, compromisso e amizade.

O gestor da sala de operação é uma pessoa importante, então apresente-se e tente conquistar o apoio dele (veja *Como se comportar*). O recepcionista/secretário da sala de operação precisa lidar com a direção das salas de operação e muitas vezes sabe exatamente do que a equipe sênior gosta e não gosta. O tempo que se passa conversando com ele(a) é um tempo bem gasto.

Principais pessoas nos departamentos de anestesia

A pessoa mais importante no departamento de anestesia é o secretário/organizador do turno. Você não deve aborrecê-los – eles podem transformar sua vida num inferno. Outras pessoas no departamento, que pensam que são importantes, incluem o orientador da faculdade, supervisores educacionais, supervisores de módulos, supervisores clínicos, preceptores e o diretor do departamento. É muito difícil encontrar um consultor sem um crachá. Quanto mais longo o título, menos importante é a função.

Você não deve incomodar estas pessoas logo nas primeiras semanas. Em vários departamentos, você trabalhará com uns poucos profissionais seniores que vão guiá-lo gentilmente a longo dos conceitos básicos em anestesia. Eles são escolhidos por sua bondade, imperturbabilidade e bom humor na presença do caos de suas tentativas iniciais em anestesia. O trabalho deles é imprimir a prática segura da anestesia em seu cérebro receptivo. Você ainda se lembrará deles muito depois de ter esquecido o nome do diretor do departamento.

Limpeza e esterilização

A limpeza é importante para todo o pessoal na sala de operação. As mãos devem ser lavadas, ou esfregadas com álcool gel, antes e depois de tocar nos pacientes. Este ritual tedioso é necessário, para minimizar as infecções adquiridas nas salas de operação.

A pele do paciente deverá ser limpa com solução alcoólica 70% e clorexidina a 2% antes da inserção das agulhas e tubos orotraqueais. Para cateterização venosa central e bloqueio do neuroaxial, o anestesiologista deve adotar a esterilidade cirúrgica: roupa adequada, luvas, touca e máscara.

Medicamentos controlados

O fornecimento e uso de drogas que podem causar dependência ou abuso, como os opioides, benzodiazepínicos e cocaína, é rigidamente controlado por lei. Estas drogas são mantidas em um armário trancado, e, quando elas são usadas, você deve:

- assinar o registro de medicamentos controlados. Ele é contra-assinado por outra pessoa qualificada (enfermeiro/farmacêutico). A sua assinatura confirma que o número de ampolas restantes está correto;
- registrar a quantidade de medicamento administrado ao paciente no gráfico da anestesia;
- retornar ampolas não abertas para o armário trancado;
- não utilizar o conteúdo de uma ampola para mais de um paciente;
- descartar qualquer medicamento não utilizado, de preferência na presença de um terceiro. Embora estas regras possam parecer onerosas, elas têm contribuído para a prevalência muito baixa de dependência de drogas entre os anestesiologistas no Reino Unido.

Consentimento/lista de verificação da OMS

Anestesia não é sobrecarregada com papeladas, mas existem dois documentos importantes que devem ser verificados antes do início da cirurgia. O formulário de consentimento, que dá detalhes do procedimento cirúrgico, deve ter sido assinado pelo paciente e testemunhado por um membro da equipe cirúrgica. A identidade do paciente deve ser determinada para assegurar que o paciente certo está no lugar certo para a operação certa.

A maioria dos hospitais adotou a Lista de Verificação de Segurança Cirúrgica da OMS, que visa evitar cirurgias no local errado e diminuir as complicações cirúrgicas. Embora a maioria dos detalhes seja cirúrgica, o anestesiologista é perguntado sobre o estado físico de acordo com a classificação ASA do paciente (ver Capítulo 21) e se eles têm alguma dúvida. Este último refere-se a preocupações médicas, não pessoais; por isso, é inadequado mencionar suas dúvidas sobre os possíveis riscos à saúde de sua vida social recente. Todos os membros da equipe da sala de operação são apresentados por nome e função, o que é a maneira rápida de integrar novos residentes.

Gráficos de anestesia

O gráfico de anestesia é um registro contemporâneo do que aconteceu com o paciente, enquanto eles estavam sob sua responsabilidade. É um documento muito importante que deve ser preenchido de forma legível, com precisão e detalhes adequados. O gráfico pode ser analisado de perto, no futuro, por um advogado, que irá enfatizar as eventuais omissões, erros e ilegibilidade. Um gráfico desalinhado com manchas de café cria má impressão.

Gráficos de anestesia variam ligeiramente de hospital para hospital, mas contêm as seguintes informações básicas:

- dados do paciente;
- avaliação pré-operatória;
- gestão intraoperatória;
- instruções pós-operatórias.

O gráfico deve conter informações suficientes para que um outro anestesiologista possa dar um anestésico idêntico a partir das informações registradas.

Entusiastas

Os anestesiologistas seniores que supervisionam a sua formação inicial irão protegê-lo dos membros mais excêntricos da profissão. No entanto, você vai encontrar entusiastas que acreditam piamente que suas técnicas anestésicas são superiores às dos outros. Três grupos são facilmente reconhecidos: os entusiastas da anestesia regional (sempre precisando da máquina de ultrassom), os entusiastas da infusão (quanto mais bombas de infusão melhor o anestésico) e os entusiastas da tecnologia (sempre utilizando equipamentos de última geração com muitas funções totalmente desnecessárias). Todos eles têm conhecimentos úteis para compartilhar, mas devem ser evitados até que você consiga dar uma anestesia segura e simples.

Quando você começa a ler, inicia com A-B-C (vias aéreas-respiração-circulação) e assim por diante.

(com nossas desculpas à *Noviça Rebelde*)

Manual de Sobrevivência em ANESTESIOLOGIA

Parte I **Porcas e parafusos**

A primeira parte deste livro lida com dois aspectos fundamentais da prática anestésica: vias aéreas e acesso vascular. Anestesia geral foi resumida pela frase simples *colocar um acesso venoso, colocar um tubo e dar quantidade suficiente de oxigênio*. Embora muitos anestesiologistas se ressintam desta descrição simplista de seu trabalho, ela tem a virtude de ressaltar a importância da canulação venosa e do controle das vias aéreas, que são essenciais para a condução segura da anestesia. As dificuldades surgem em anestesia quando uma dessas áreas fundamentais não está assegurada, e se ambas falham, desastre, então, está próximo.

Portanto, nos primeiros dez capítulos nos concentramos na avaliação e no controle da via aérea, a máquina de anestesia e circuitos, monitoramento básico da anestesia, acesso vascular e a escolha de fluidos intravenosos. Nós não demos instruções detalhadas sobre como realizar os procedimentos práticos.

Não há substituto para a instrução cuidadosa de um anestesiologista sênior como parte do procedimento anestésico. No início do treinamento, a aplicação da fisiologia e farmacologia à anestesia é fascinante, e o conhecimento do equipamento pode parecer banal e, até mesmo, tedioso.

É imperativo que você tenha compreensão básica do equipamento que você usa – não fazê-lo, colocará o paciente em risco.

Capítulo 1 Avaliação das vias aéreas

Anestesistas experientes ensinam que existem três aspectos fundamentais para a prática segura da anestesia: o das vias aéreas, o das vias aéreas e o das vias aéreas. Problemas não previstos com as vias aéreas representam cerca de 40% de morbidade e mortalidade geral na anestesia. A intubação traqueal é, atualmente, realizada com menos frequência, principalmente em decorrência do advento dos dispositivos supraglóticos, como a máscara laríngea. No entanto, a intubação traqueal continua sendo o padrão ouro para gestão, controle e proteção das vias aéreas. Ela pode ser necessária durante o curso de uma anestesia ou para o manejo de um paciente inconsciente. Então, deve-se realizar a avaliação cuidadosa das vias aéreas. Isto é realizado de maneira lógica, conforme resumido no Quadro 1.1.

Quadro 1.1 Avaliação das vias aéreas

- Histórico
- Sintomas
- Exame
  - anatomia e variações
  - condições médicas
  - avaliação específica
    - sistema de pontuação de Mallampati
    - distância tireomentoniana
    - distância mentoesternal
  - outros exames

1.1 Histórico

Quaisquer antecedentes anestésicos devem ser obtidos. Informações sobre dificuldades com a intubação traqueal podem ser encontradas em registros anestésicos antigos. Uma intubação anterior bem-sucedida não é um indicador da sua facilidade. Alguns pacientes carregam cartas ou usam pulseiras "MedicAlert", declarando as suas dificuldades anestésicas, enquanto outros com grandes problemas não sabem nada sobre eles. Verifique se as vias respiratórias são potencialmente difíceis, verificando se o paciente tem qualquer uma das condições médicas e cirúrgicas listadas no Quadro 1.2.

> **Quadro 1.2** Características médicas de intubação difícil da via aérea
> - Congênita: rara
> - Adquirida
>   - traumática: fraturas da mandíbula e coluna cervical
>   - infecção: epiglotite, abscesso dental ou facial
>   - endócrina: alargamento da tireoide, acromegalia, obesidade
>   - neoplasia: língua, pescoço, boca, radioterapia
>   - inflamatória: espondilite anquilosante, artrite reumatoide
>   - gravidez

1.2 Sintomas

Uma obstrução das vias aéreas superiores pode ser encontrada em pacientes com estridor, disfagia e rouquidão.

1.3 Exame e testes clínicos

Anatomia normal e suas variantes

Alguns pacientes parecem ser anatomicamente normais e ainda assim é difícil, ou impossível, realizar a intubação. Estes pacientes causam problemas anestésicos inesperados. Tivemos a experiência ocasional de iniciar uma laringoscopia aparentemente normal, só para ter a sensação de naufrágio associada ao fracasso completo em visualizar a laringe. É muito melhor antecipar uma dificuldade do que encontrar uma de forma inesperada. Alguns fatores anatômicos que dificultam o controle das vias aéreas e a intubação estão listados no Quadro 1.3.

> **Quadro 1.3** Características anatômicas de controle das vias aéreas e intubação difíceis
> - Pescoço curto e imóvel
> - Conjunto completo de dentes, dentes salientes
> - Palato de arco alto
> - Abertura insuficiente da boca – menos de três dedos de distância entre os dentes superiores e inferiores
> - Retração da mandíbula (pode ser escondida por uma barba)
> - Incapacidade de subluxação da mandíbula (protrusão dos incisivos inferiores para além dos incisivos superiores)

Avaliação específica

Vários testes clínicos para avaliar as vias aéreas são de uso comum. Nenhum deles é confiável na previsão de uma via aérea ou intubação difícil, e tudo deve ser usado em combinação, pois isso proporciona uma melhor avaliação global das vias aéreas.

Sistema de pontuação modificado de Mallampati

Prevê cerca de 50% de intubações difíceis. O teste deve ser realizado com o paciente sentado ou em posição supina. Ele se baseia na visibilidade das estruturas da faringe com a boca tão aberta quanto possível (Figura 1.1). Os pacientes são classificados como se segue:

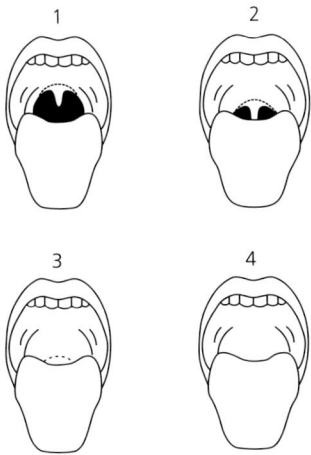

Figura 1.1 Estruturas vistas na abertura da boca para Mallampati, graus 1 a 4.

- Grau 1: pilares tonsiliano, palato mole e úvula visíveis.
- Grau 2: pilares tonsiliano e palato mole visíveis, mas a úvula está escondida pela base da língua.
- Grau 3: apenas palato mole é visível.
- Grau 4: palato mole não é visível.

Pacientes dos graus 3 e 4 são considerados difíceis de intubar, e aqueles dos graus 1 e 2 são considerados intubações difíceis. É importante compreender que este sistema *não* é infalível, e pacientes do grau 2, às vezes, não podem ser intubados.

Movimento da cabeça e pescoço

Flexão e extensão são maiores que 90° em pessoas normais.

Movimento do maxilar e mandíbula

Certifique-se que a boca do paciente abra normalmente. Deve haver uma abertura entre os dentes incisivos de mais de 5 cm (cerca de três dedo). Verifique se o paciente não tem dentes salientes ou uma mandíbula retrognata. Idealmente, os incisivos inferiores devem poder ser projetados para além dos incisivos superiores. Se esses testes simples não podem ser realizados, a via aérea pode ser difícil.

Distância tireomentoniana

A distância tireomentoniana (teste de Patil) é a distância da cartilagem tiroide até a proeminência mental quando o pescoço está totalmente estendido (Figura 1.2). Na ausência de outros fatores anatômicos, se a distância é mais do que 6,5 cm, não devem ocorrer problemas com a intubação. Uma distância de menos de 6 cm sugere que laringoscopia será impossível, e para distâncias entre 6 e 6,5 cm a laringoscopia é considerada difícil, mas possível. Esta medição pode prever até 75% de intubações difíceis.

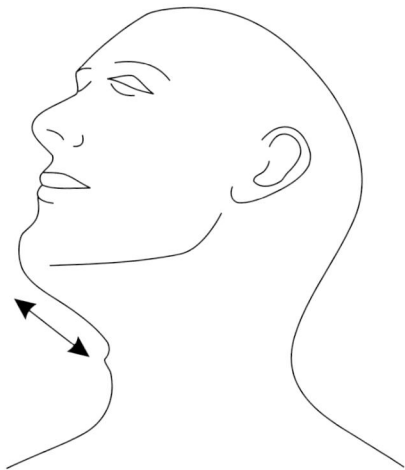

Figura 1.2 A linha mostra a distância tireomentoniana da cartilagem tiroide até a ponta do mento.

Distância mentoesternal

Estima-se que este teste preveja até 90% das intubações difíceis. A distância entre a borda superior do manúbrio esternal e a ponta do queixo, com a boca fechada e a cabeça totalmente estendida, é medida. Uma distância de menos de 12,5 cm indica uma intubação difícil.

1.4 Outros exames

Laringoscopia indireta e vários procedimentos de raios X são usados ocasionalmente. Usando raios X, o comprimento eficaz da mandíbula é comparado com a profundidade posterior da mandíbula; uma proporção de mais de 3,6 pode ser associada a uma intubação difícil. Uma distância diminuída entre o occipital e o processo espinhoso de C1 também é relatado como associado a dificuldades com a laringoscopia. Acreditamos que esses testes têm valor limitado.

1.5 Conclusão

A via aérea deve ser avaliada antes que qualquer procedimento anestésico seja iniciado. O controle das vias aéreas e a intubação traqueal são ocasionalmente difíceis ou mesmo impossíveis, em pessoas anatomicamente normais. Uma avaliação do histórico do paciente, seus sintomas e condições médicas, combinada com um exame clínico cuidadoso, ajudará a evitar a maioria, mas não todas, das intubações inesperadamente difíceis.

Capítulo 2 Controle das vias aéreas

O anestesiologista novato deve aprender rapidamente as habilidades de controle das vias aéreas.

2.1 Posição

O paciente deve ser posicionado corretamente. Isto é conseguido pela elevação da cabeça na altura de uma almofada para flexionar o pescoço. A cabeça é estendida sobre a coluna cervical, e a mandíbula é elevada para frente para impedir a obstrução da língua e de outras estruturas da faringe, que perdem o seu tônus sob anestesia. Esta posição é comumente chamada de "inalando o ar da manhã" – uma prática que não deve ser recomendada em um ambiente urbano moderno.

2.2 Métodos

Quatro métodos de controle das vias aéreas são usados para garantir uma troca gasosa (Quadro 2.1).

Quadro 2.1 Métodos de controle das vias aéreas
- Máscara facial e cânulas de Guedel
- Máscara laríngea
- Tubo traqueal
- Traqueostomia

Máscara facial

A máscara é projetada para se adaptar confortavelmente sobre o nariz e a boca do paciente. No entanto, o gás frequentemente vaza em volta das extremidades da máscara em pacientes edêntulos. Máscaras transparentes permitem que você veja as vias aéreas e quaisquer secreções ou vômito. Máscaras mais novas têm bolsas infláveis que permitem que o ar seja adicionado ou removido da máscara para melhorar a vedação. Uma via aérea obstruída pode ser aliviada através da inserção de uma cânula orofaríngea (cânula de Guedel) ou por uma via aérea nasofaríngea. As cânulas de Guedel são dimensionadas de 0 a 4, com um tamanho de 3 utilizado para mulheres adultas e 4 para homens adultos. As cânulas da nasofaringe, se não forem inseridas muito suavemente, podem causar hemorragia, ameaçando ainda mais as vias aéreas.

Máscara laríngea

Foi desenvolvida a partir do conceito de que a máscara facial poderia, em vez de ser aplicada na face, ser alterada e posicionada sobre a abertura da laringe (Figura 2.1). Ela é inserida por meio de uma técnica cega e fornece uma via aérea patente para respiração espontânea. É cada vez mais utilizada para ventilação e manejo de intubações difíceis.

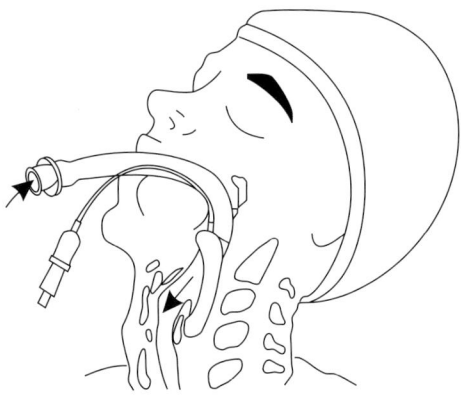

Figura 2.1 Máscara laríngea corretamente posicionada antes da insuflação, com a ponta da máscara na base da hipofaringe.

Em sua versão original, a máscara laríngea era reutilizável após autoclavagem. Hoje há muitas opções descartáveis disponíveis, mas elas são muitas vezes mais difíceis de inserir. A maioria das máscaras laríngeas requer a adição de 20-30 mL de ar para expandir o balonete *(cuff)*, e isto proporciona um ajuste confortável da máscara na orofaringe. Alguns dispositivos supraglóticos vêm com um balonete pré-formado que não requer insuflação. Versões flexíveis ou não dobráveis são também utilizadas. Uma abertura esofágica está disponível em alguns tubos; isso é concebido para permitir que o vômito passe diretamente para fora do tubo, o que, em teoria, minimiza a contaminação traqueal pelo vômito. O anestesiologista experiente pode passar um tubo traqueal de 6 mm, *bougie* de balonete elástico ou laringoscópio de fibra óptica através de uma máscara laríngea projetada para intubação. Uma linha preta está presente no tubo para garantir a orientação correta da máscara. Os tamanhos são 2 e 2 1/2 para crianças, 3 para mulheres adultas e 4 ou 5 para homens adultos.

A principal vantagem desta técnica é que o anestesiologista tem as mãos livres para realizar outras tarefas. A máscara laríngea permite a medição do oxigênio, o dióxido de carbono e a concentração do anestésico volátil no gás expirado.

A máscara não impede que a aspiração gástrica ocorra, não é adequada para anestesia de emergência, e pode ocorrer posicionamento incorreto – o que pode levar à obstrução das vias aéreas. Isto ocorre em cerca de 10% dos pacientes, e se dá muitas vezes quando a epligote dobra para trás, à medida que ela é empurrada para baixo pela máscara durante a inserção. Uma máscara obstruída deve ser removida e reposicionada.

Tubo traqueal

Um tubo traqueal com balonete, uma vez inserido na traqueia, mantém as vias aéreas desobstruídas e minimiza a aspiração gástrica para os pulmões. Todos os tubos traqueais têm sua informação escrita no tubo (Figura 2.2).

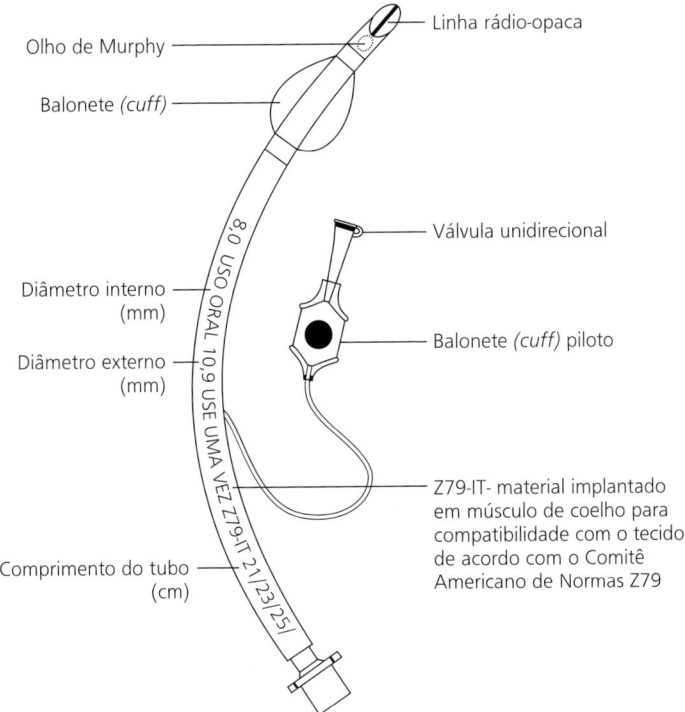

Figura 2.2 Tubo traqueal típico.

O balonete está presente para evitar a aspiração do conteúdo gástrico. Uma vez que o tubo é inserido na traqueia, ele é insuflado com 5-10 mL de ar até que não haja fuga de gases entre a parede traqueal e o tubo. A inserção de excesso de ar no balão pode causar ruptura e vazamento. Pressões altas no balão podem causar danos à parede da traqueia e ulceração da mucosa.

Os tubos traqueais vêm em muitas formas e tamanhos. O balonete pode estar ausente, eles podem ser reforçados de forma a não se torcer, podem ser inseridos através da via oral ou nasal, e alguns têm lúmens duplos (para deliberadamente desinsuflar um pulmão na cirurgia torácica).

Espera-se que um anestesiologista novato seja capaz de fornecer uma descrição detalhada das informações em um tubo traqueal: ele é uma ferramenta básica da profissão! O tubo é inserido segurando o laringoscópio com a mão esquerda e passando a lâmina no lado direito da boca. A língua é, então, empurrada para a esquerda à medida que a lâmina é passada pela língua e inserida anterior à epiglote na valécula. A elevação do laringoscópio todo vai facilitar uma visão clara da abertura glótica (Figura 2.3).

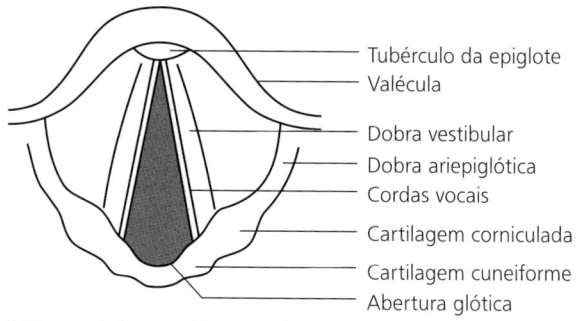

Figura 2.3 Vista da laringe obtida antes da intubação.

Dicas para auxiliar na inserção do tubo traqueal incluem:

- A utilização de um bougie inserido através da laringe com o tubo passado por ele.
- A aplicação de pressão para trás, para cima e para a direita (BURP) externamente sobre a laringe para trazê-la à vista.
- Um 'dedo de ajuda' de um assistente para puxar a bochecha para fora para permitir uma melhor visão na boca.

A utilização oportuna de um *bougie* pode fazer com que a intubação traqueal seja mais fácil e menos traumática. Ocasionalmente, o tubo traqueal colide com a borda posterior da laringe e não passa suavemente sobre o *bougie* para a laringe. A rotação do tubo em 90° no sentido anti-horário impede essa obstrução e facilita a intubação quando se utiliza um *bougie*. O princípio geral de "uma cânula grande sobre um fio-guia pequeno" é amplamente utilizado em medicina. Um tubo traqueal com tamanho de 8 mm é utilizado para mulheres adultas e de 9 mm para homens adultos. Este tamanho refere-se ao diâmetro *interno* do tubo. Os tubos são normalmente cortados em um comprimento de 21-23 cm.

Traqueostomia

A traqueostomia pode ser realizada com anestesia local e é usada para controle das vias aéreas nas seguintes circunstâncias:

- Para contornar uma obstrução do trato respiratório superior.
- Para ventilação em longo prazo.
- Para facilitar a aspiração de secreções pulmonares.
- Para a prevenção de aspiração do conteúdo gástrico (p. ex., na paralisia bulbar).

Uma cricotiroidostomia percutânea é ocasionalmente necessária na obstrução aguda da via aérea superior.

Quase toda anestesia geral faz uso da máscara facial e das cânulas de Guedel. Estes dispositivos simples são os elementos centrais da prática anestésica segura das vias aéreas. Se há qualquer risco de aspiração do conteúdo gástrico, então é necessário proteger as vias aéreas com uma cânula traqueal. Para os anestesiologistas residentes sugerimos que todos os casos que necessitem de relaxamento muscular tenham um tubo traqueal inserido. É muito fácil ventilar o estômago com uma máscara laríngea inadvertidamente, e isto pode causar dilatação gástrica e regurgitação do conteúdo do estômago para dentro da traqueia desprotegida. Um dispositivo supraglótico, como a máscara laríngea, é adequado para casos não complicados com o paciente respirando espontaneamente.

2.3 Conclusão

A obstrução das vias aéreas deve ser evitada sempre – uma via aérea patente é uma via aérea feliz. Tome cuidado com as vias aéreas, e os problemas serão resolvidos por conta própria! (*BJA* 1925).

Capítulo 3 Intubação traqueal

A intubação traqueal é uma habilidade adquirida. A hipóxia como resultado de intubação esofágica não reconhecida pode causar a morte. A intubação pode ser realizada com o paciente acordado (anestesia local) ou sob anestesia geral. A intubação pode ser realizada usando-se as técnicas mostradas no Quadro 3.1.

Quadro 3.1 Técnicas de intubação

- Acima das cordas vocais
    - intubação às cegas
        - nasal
        - usando máscara laríngea
    - visualização da laringe
        - oral (± *bougie*)
        - máscara laríngea com laringoscopia de fibra óptica
        - laringoscopia de fibra óptica
- Abaixo das cordas vocais
    - punção cricotireóidea
    - cricotireoidostomia
    - ventilação transtraqueal
    - traqueostomia

3.1 Laringoscópios

O laringoscópio é uma ferramenta importante. Ele é, essencialmente, uma fonte de luz sobre uma lâmina para retração da língua. Existem muitas variações, mas é sempre melhor usar uma lâmina de comprimento médio ao tentar uma intubação pela primeira vez.

O laringoscópio mais comumente utilizado, o laringoscópio de MacIntosh, é um dispositivo de lâmina curva que permite a visão em torno da língua. Deve haver pelo menos dois destes em toda sala de anestesia. Surpreendentemente, a lâmpada muitas vezes falha, apesar de ter funcionado quando testada alguns minutos antes. Portanto, um laringoscópio de reserva é essencial.

Existem muitos tipos de laringoscópios em uso, que variam de lâminas retas a modelos de vídeo e de fibra óptica.

3.2 Campos visuais laringoscópicos

O que se vê por meio do laringoscópio na intubação é frequentemente registrado pelo anestesista e foi classificado por Cormack e Lehane:

- Grau I: visão total da glote.
- Grau II: apenas a comissura posterior é visível.
- Grau III: apenas a extremidade da epiglote é visível.
- Grau IV: nenhuma estrutura glótica é visível.

3.3 Perda do posicionamento e extubação acidental

Os tubos traqueais podem perder o posicionamento após uma adequada laringoscopia. Isto é mais provável quando o paciente é movido ou sua posição é alterada. Observou-se que a flexão ou a extensão da cabeça, ou movimento lateral do pescoço, causa o movimento do tubo em até 5 cm dentro da traqueia. Os tubos traqueais devem ser fixados de forma segura para minimizar a extubação acidental, e o posicionamento correto deve ser verificado regularmente.

3.4 Confirmação da intubação traqueal

A confirmação se dá por meio de sinais clínicos e testes técnicos. Na sala de operações ambos os métodos são usados. Noutros casos, porém, apenas sinais clínicos podem ser usados.

Sinais clínicos

Estão enumerados no Quadro 3.2.

Quadro 3.2 Sinais clínicos usados para confirmar a intubação traqueal

- A visualização direta do tubo traqueal através das cordas vocais
- Palpação do movimento do tubo pela traqueia
- Movimentos do tórax
- Sons respiratórios
- Esvaziamento e reenchimento do balão
- Condensação de vapor de água em tubos traqueais transparentes

Visualizar o tubo traqueal passando através das cordas vocais é o melhor método clínico de confirmar a intubação traqueal. Isto é normalmente conseguido facilmente, mas não é sempre possível em intubações tecnicamente difíceis. Todos os anestesistas podem contar situações em que eles *pensaram* que tinham visto o tubo traqueal passando através das cordas vocais, mas posteriormente descobriram que estava no esôfago. A crença de que a traqueia está intubada pode levar a uma falsa sensação de segurança das vias aéreas se ocorrer cianose, e muitas vezes outras causas são procuradas para a hipoxemia. A posição do tubo traqueal deve sempre ser verificada nestas circunstâncias.

Os outros sinais listados são úteis, mas *não são confiáveis*, para se confirmar o correto posicionamento do tubo traqueal.

Apesar de um assistente aplicando pressão cricoide poder "sentir" o tubo passando pela traqueia abaixo, a mesma sensação também pode ocorrer com a intubação esofágica. A observação do movimento da parede torácica não é garantia da colocação correta do tubo traqueal. Ela pode ser impossível de se observar em alguns pacientes (por causa da obesidade) e pode ocorrer também em casos de intubação esofágica.

A ausculta pode ser enganadora: o movimento de gás no esôfago pode ser transmitido para os pulmões, e assim os sons esofágicos podem ser confundidos com sons pulmonares. A auscultação epigástrica pode ser realizada, mas os sons da respiração, novamente, podem ser ouvidos no epigástrio, e isso pode causar confusão.

Existe uma "sensação" característica no balão de ventilação manual, que é muitas vezes diferente quando o esôfago é intubado. O reenchimento do balão vai ocorrer na intubação traqueal, mas foi descrito após a distensão do estômago com intubação esofágica. Um ruído "estrondoso" é ouvido muitas vezes na intubação esofágica, e ele é distinto daquele ouvido na intubação traqueal.

É mais provável ver a condensação de vapor de água com a intubação traqueal, mas ela pode estar presente no gás que emana do estômago e assim isso não é considerado confiável. Em caso de dúvida e, se possível, vale a pena confirmar o posicionamento correto do tubo traqueal vendo novamente o tubo passando através da laringe.

Testes técnicos

Os testes mais usados são mostrados no Quadro 3.3.

A concentração de expiração final de CO_2 pode ser medida utilizando um capnógrafo. Se a perfusão pulmonar for adequada, a concentração de

---

Quadro 3.3 Testes técnicos para confirmar a intubação

- Monitoramento do CO_2 – seis respirações
- Observação da traqueia com fibra óptica

expiração final de CO_2 é de cerca de 5%. Nenhum CO_2 é excretado do estômago, de modo que qualquer CO_2 presente deve vir dos pulmões. *Seis respirações de CO_2* devem ser vistas para confirmar a intubação traqueal. Isto é porque o CO_2 alveolar pode ter sido ventilado para o trato gastrointestinal superior antes da intubação e levará seis respirações para que ele seja excretado do estômago. Refrigerantes podem estar presentes, ocasionalmente, no estômago e podem causar alguma confusão.

Um laringoscópio de fibra óptica colocado através do tubo traqueal irá mostrar se a colocação traqueal está correta.

Embora existam muitos testes para confirmar a intubação traqueal, o padrão ouro é de seis respirações finais de CO_2 com confirmação visual da colocação do tubo na laringe.

3.5 Complicações da intubação traqueal

As complicações da intubação são mostradas no Quadro 3.4. O residente precisa tomar um cuidado especial para evitar as complicações imediatas. Os tubos traqueais podem facilmente se dobrar ou ser colocados profundamente demais na traqueia e se situar na carina ou passar para dentro do brônquio principal direito. Altas pressões nas vias aéreas podem ser vistas quando um paciente é ventilado sob estas circunstâncias. A ausculta do tórax bilateralmente pode revelar uma intensidade diferente de sons respiratórios na intubação endobrônquica. O tubo é, então, puxado para trás e posicionado corretamente. Embora quase sempre o tubo traqueal passe para dentro do brônquio principal direito, conseguimos em raras ocasiões, intubar o brônquio principal esquerdo.

3.6 Conclusão

O tubo traqueal deve ser corretamente instalado e fixado. Confirmação pela observação direta da colocação traqueal e seis respirações finais de CO_2

Quadro 3.4 Complicações da intubação traqueal

- Laringoscopia
  - trauma na boca, dentes, faringe e laringe
  - aumento da pressão arterial
  - arritmias
  - laringospasmo
  - broncospasmo
- Imediato
  - posicionamento no esôfago
  - aspiração pulmonar
  - deslocamento do tubo da traqueia
  - intubação endobronquial

- obstrução das vias aéreas: tubo dobrado, tampão mucoso, hérnia do balonete *(cuff)* traqueal sobre a extremidade inferior do tubo
- Em longo prazo
  - ulceração das cordas vocais com mudança de voz
  - estenose traqueal
  - lesão do nervo laríngeo recorrente e superior

com monitoramento contínuo pode evitar as consequências potencialmente fatais resultantes da hipóxia. Uma máxima anestésica para recordar quando não tiver certeza se a colocação do tubo traqueal está correta é:

EM CASO DE DÚVIDA, TIRE O TUBO!

Os pacientes não morrem de erros na intubação, mas sim da falta de oxigenação.

Capítulo 4 Falha de intubação

É essencial pedir ajuda antes de anestesiar pacientes que foram avaliados previamente como intubação potencialmente difícil. Uma falha na intubação traqueal pode ocorrer tanto na anestesia eletiva como na de emergência. É importante preparar um plano se a intubação for impossível durante a indução da anestesia geral. Recomendamos que "exercícios de falha intubação" devam ser praticados quando iniciantes são acompanhados por colegas mais experientes.

4.1 Estratégia inicial

A estratégia para cada caso deve ser semelhante ao mostrado no Quadro 4.1. Pedir ajuda a alguém mais experiente, prevenir a hipóxia e não administrar mais doses de relaxante muscular quando for confrontado com uma intubação impossível são pontos-chave.

> **Quadro 4.1** Curso inicial de ação para uma falha de intubação
>
> 1 *Planeja* a gestão antes de iniciar a anestesia
> 2 Peça *AJUDA*
> 3 Cuide das vias aéreas
> 4 Ventile com oxigênio a 100%
> 5 Mantenha a pressão cricoide (se for parte da técnica anestésica)
> 6 Evite persistentes tentativas de intubação se o paciente está hipóxico
> 7 Evite doses suplementares de relaxantes musculares até que você esteja absolutamente certo de que controla a via aérea e a ventilação

A via aérea deve estar pérvia, e *o paciente deve estar oxigenado*. O Suxametônio é o relaxante muscular com o mais rápido início e curta duração de ação e é mais comumente usado para cirurgia de emergência, em pacientes com estômago cheio e naqueles que estão em risco de regurgitação (p. ex., hérnia de hiato). Anestesistas experientes costumam usar relaxantes musculares de início mais lento para pacientes cirúrgicos eletivos em quem eles podem ter a certeza do controle das vias aéreas. Relaxantes musculares *não* devem ser administrados de forma inadvertida, por exemplo, em casos de obstrução das vias aéreas superiores. Se um paciente está paralisado, e a intubação traqueal, a abertura das vias aéreas superiores e a oxigenação forem impossíveis, ocorrerá hipoxemia e morte. Alguns relaxantes musculares de ação mais longa podem agora ser revertidos rapidamente com uma nova droga chamada de sugamadex.

Considere o porquê de a intubação falhar. Uma causa comum em situações de anestesia de emergência é uma pressão cricoide aplicada sem a perícia necessária. Nestas circunstâncias, a pressão sobre laringe pode precisar ser liberada até que esteja visível. Um *bougie* é útil para organizar os tubos endotraqueais na posição correta até a laringe ser visível, mas o tubo não passará para dentro da traqueia. Não gaste tempo tentando essas manobras se o paciente está se tornando hipóxico.

4.2 Decisões secundárias

Se a intubação falhou, novas decisões devem ser tomadas (Quadro 4.2).

> **Quadro 4.2** Decisões subsequentes a considerar após uma falha de intubação
>
> **1** Desperte o paciente ou continue a anestesia até obter auxílio de alguém experiente
>
> **2** Peça ajuda experiente – intube sob anestesia geral ou local: máscara laríngea (intubação através da máscara), intubação por fibra óptica, intubação nasal às cegas
>
> **3** Últimos recursos incluem intubação retrógrada, ventilação transtraqueal a jato, cricotireoidostomia
>
> **4** Faça a traqueostomia eletiva
>
> **5** Faça a cirurgia sob anestesia regional

A decisão mais segura é despertar o paciente, embora isso possa ser modificado considerando a natureza eletiva ou de emergência da cirurgia. Os pacientes geralmente não gostam de ser acordados sem passar por uma cirurgia, mas pelo menos eles estão vivos para reclamar! Se o controle das vias aéreas e a ventilação são fáceis, ou se o paciente volta a respirar espontaneamente de uma maneira desobstruída e houver ajuda por perto, a anestesia pode continuar. A máscara laríngea pode garantir a desobstrução das vias aéreas quando outros métodos falharam. Às vezes é possível continuar o anestésico com o paciente respirando espontaneamente sem intubação, mas a intubação pode ser obrigatória.

A intubação pode ser realizada por meio de uma máscara laríngea, por técnicas de intubação nasal às cegas ou por meio de um laringoscópio de fibra óptica. A intubação retrógrada também pode ser usada, ocasionalmente. Esta técnica envolve a punção da membrana cricotireóidea e um cateter de guia sendo empurrado para cima através da laringe e para fora da boca. Um tubo traqueal pode, então, ser passado sobre o cateter de guia (o mesmo princípio como descrito no Capítulo 3). Os equipamentos necessários incluem dispositivos de punção cricotireóidea, que podem ser conectados a um circuito de respiração e dispositivos de ventilação transtraqueal a jato.

A traqueostomia formal deve ser considerada. O abandono da técnica anestésica geral e a implementação da cirurgia sob anestesia regional é uma alternativa sensata.

Após uma intubação malsucedida, o paciente e outros anestesistas precisam ser informados da dificuldade em caso de cirurgia em uma data posterior. Portanto:

1. Anote o grau de dificuldade da intubação.
2. Descreva o procedimento no prontuário em negrito.
3. Informe o paciente verbalmente e por carta.

O prontuário do paciente, que contém os registros clínicos, deve ser marcado indicando o problema anestésico.

4.3 Conclusão

O profissional deve estar preparado para uma intubação malsucedida, e a prioridade inicialmente deve estar no controle das vias aéreas e ventilação dos pulmões. Geralmente é mais seguro despertar um paciente e, então, considerar as alternativas após consulta com um colega mais experiente.

As 'técnicas de intubação malsucedidas' devem ser memorizadas muito no início do programa de treinamento e praticado em intervalos regulares. Mais cedo ou mais tarde, ele será necessário.

Lembre-se, o objetivo após uma intubação malsucedida é a oxigenação, e a oxigenação, seguida de **OXIGENAÇÃO**.

Capítulo 5 Acesso vascular

O acesso vascular pode ser classificado em venosa (periférico, central) e arterial. Até mesmo um anestesiologista novato ganha experiência rapidamente em acesso vascular periférico. Também é importante tornar-se proficiente no acesso vascular central e inserção de catéteres arteriais, nos primeiros meses de treinamento. Não incluímos descrições práticas detalhadas de como realizar estes procedimentos; estas habilidades são mais bem aprendidas pela instrução cuidadosa de um anestesiologista experiente.

5.1 Acesso venoso periférico

Com raras exceções, e nenhuma no caso de um residente, um procedimento anestésico geral ou regional deve começar sem acesso intravenoso. Um catéter de grande calibre (14 ou 16 G) ou, ocasionalmente, um pequeno catéter (calibre 21 ou 23 G) pode ser usada, dependendo do tipo de cirurgia. O fluxo através de catéteres perifericamente colocados pode ser surpreendentemente elevado (Tabela 5.1).

Tabela 5.1 Taxas de fluxo por meio de catéteres venosos típicos

Periférica		Central	
Calibre	Fluxo (mL/min)	Calibre	Fluxo (mL/min)
23	16		
21	21		
18,5	48		
16	121	16	110
14	251	14	230

Para qualquer procedimento cirúrgico em que uma rápida perda de sangue pode ocorrer, nada menor do que um catéter de calibre 16 G deve ser usado. Para uma grande cirurgia, pelo menos um catéter de calibre 14 é essencial. O principal determinante da taxa de fluxo alcançada através de um catéter é a quarta potência do raio interno. Todos os catéteres intravenosos de grande calibre, que são inseridos antes da indução da anestesia, devem ser colocados depois da infiltração intradérmica de lidocaína (lidocaína), utilizando uma agulha de calibre 25 G. A "picada" do anestésico local é trivial comparada com a dor de um grande catéter intravenoso empurrado através da pele – falamos do ponto de vista da amarga experiência pessoal. Seja gentil com seus pacientes.

5.2 Acesso venoso central

A cateterização venosa central é realizada para proporcionar acesso venoso quando a rota periférica não estiver disponível, para medir a pressão venosa central, administrar drogas e fornecer nutrição parenteral.

Há duas vias principais pelas quais os anestesiologistas adquirem acesso venoso central. Em primeiro lugar, um longo catéter venoso pode ser inserido através da veia basílica na fossa antecubital, que, espera-se passar, para a veia cava superior. A posição final do catéter necessita de confirmação por raios X, já que o catéter pode passar para dentro da veia jugular interna e mesmo para o outro braço. Existem poucas complicações com essa técnica, embora registros de pressão "amortecida" sejam, muitas vezes, vistos com catéteres longos, e a inserção entusiástica ocasionalmente resulta na medição de pressões ventriculares direitas!

Em segundo lugar, uma técnica que envolve a cateterização da veia jugular interna é usada. A veia jugular interna surge como uma continuação do seio sigmoide à medida que passa através do forame jugular. Ela se encontra dentro da bainha carotídea, lateral à artéria carótida e ao nervo vago, e passa sob as cabeças esternal e clavicular do músculo esternomastóideo, onde pode ser "apalpada". Por último, passa sob a borda medial da clavícula para se juntar à veia subclávia.

A veia jugular interna direita é normalmente utilizada, já que as veias são relativamente retas no lado direito do pescoço, e o canal torácico é evitado. O paciente é colocado em uma posição de cabeça para baixo para preencher as veias, o que evita o risco de embolia por ar. Uma abordagem de 'pescoço alto' diminui as complicações, e o catéter pode ser inserido após o escrutínio da veia, ou lateral à pulsação arterial da carótida. Alguns anestesiologistas têm dificuldade para palpar a veia jugular interna, mas muitas vezes ela é sentida como a parte mais esponjosa do pescoço lateral à artéria carótida. Se o paciente for hipovolêmico pode ser impossível escrutinar sua veia.

A cateterização venosa central é, agora, frequentemente realizada com o apoio da ultrassonografia. O residente deve tornar-se proficiente no uso do ultrassom no início de sua carreira. A veia jugular interna é fácil de visualizar, já que é compressível e lateral à artéria carótida pulsante. Uma assepsia rigorosa deve ser usada na inserção de catéteres venosos centrais. Isto significa uma máscara cirúrgica, avental e luvas e o uso de um agente de limpeza de pele, como a clorohexidina a 2%.

Apesar da cateterização da veia jugular interna ser relativamente segura em mãos hábeis, podem ocorrer problemas (Quadro 5.1).

Quadro 5.1 Complicações da cateterização da veia jugular interna

- Imediata
  - hematoma venoso
  - hematoma de punção da artéria carótida
  - pneumotórax
  - hemotórax
  - trauma de nervos (plexo braquial, vago, frênico)
  - embolia aérea
- Atrasada
  - infecção

Hematomas são os mais comuns, e ficamos impressionados com a falta de problemas após uma punção inadvertida da artéria carótida. Não deve ocorrer um pneumotórax com a abordagem do "pescoço-alto". Se você tiver mais de 4 cm da agulha inserida e ainda não encontrou a veia, pare e tente um local diferente.

A pressão venosa central é medida a partir da linha axilar média por meio de um transdutor de pressão. Não existe uma pressão venosa central normal. É a resposta a uma carga de fluido intravenoso que determina se o paciente está hipovolêmico ou não. As causas de variantes na pressão venosa central são mostradas no Quadro 5.2.

Quadro 5.2 Variantes em pressão venosa central

- Pressão baixa
  - hipovolemia
  - variação de fase respiratória
- Pressão alta
  - hipervolemia
  - disfunção ventricular direita
  - aumento da pós-carga do ventrículo direito
- Hipertensão pulmonar
- Doença pulmonar parenquimatosa
- Pneumotórax
- Hemotórax
  - insuficiência cardíaca esquerda
  - arritmias atriais
  - doença da válvula tricúspide

5.3 Acesso arterial

É normalmente realizado por meio da artéria radial com um catéter de calibre 20 ou 22 G. Um teste de Allen pode ser feito para avaliar as contribuições relativas das artérias radial e ulnar para o fluxo de sangue da mão. Isto é feito ocluindo ambas as artérias radial e ulnar e, em seguida, procurando pelo 'rubor palmar' quando a artéria ulnar é liberada. Se ocorre o rubor, isso implica que, em caso de trauma ou oclusão da artéria radial, a artéria ulnar irá fornecer sangue à mão. Na prática, nunca nos incomodamos em aplicar o teste de Allen, porque seu valor não está provado. Complicações do catéter arterial incluem trombose, infecção, fístula, aneurisma e isquemia distal. Estas são raras, mas, em caso de isquemia clínica, o catéter deve ser removido, e a ajuda de um especialista, procurada com urgência. A codificação por cores dos catéteres arteriais e seu tubo de infusão dedicado com marcas vermelhas e torneiras de três vias vermelhas deve ser realizada, se possível. Isto reduz o risco de injeção inadvertida de drogas em artérias. Já vimos os resultados de acidentes deste tipo – dedos gangrenosos são terrivelmente desagradáveis.

5.4 Conclusão

O acesso intravenoso é obrigatório antes de iniciar qualquer forma de anestesia, local ou geral. Se houver *qualquer* possibilidade de perda rápida de sangue, insira um catéter intravenoso de grosso calibre. A falta de acesso vascular é um dos principais contribuintes para desastres anestésicos.

Capítulo 6 Fluidos intravenosos

Fluidos intravenosos e eletrólitos são administrados, muitas vezes de forma empírica, para substituir ou manter as exigências do corpo. Os pacientes fazem jejum no pré-operatório para assegurar um estômago vazio. Há muito debate sobre quanto tempo um paciente deve estar sem líquidos ou alimentos antes da cirurgia eletiva: o requisito mínimo é, muitas vezes, considerado como 6 horas para alimentos sólidos e 2 horas para líquidos claros, mas muitos pacientes jejuam durante a noite por, pelo menos, 12 horas antes da anestesia.

Depois do acesso venoso obtido, é necessário administrar um fluido apropriado. A principal escolha é entre soluções cristaloides ou coloides. Há também soluções contendo glicose, mas é difícil defender o uso contínuo de tais soluções. Há um debate considerável sobre os méritos relativos de soluções cristaloides ou coloides. Na prática, a maioria dos anestesiologistas começa com 1-2 litros de cristaloide e, em seguida, administram um volume semelhante de solução coloide em grandes cirurgias.

Fluidos são administrados no intraoperatório para:

- Repor os déficits existentes.
- Manter o equilíbrio dos fluidos.
- Substituir a perda cirúrgica.

O déficit existente de fluido pode ser elevado, particularmente na cirurgia do intestino, na qual enemas são usados, e com jejum prolongado em um ambiente quente; 1 litro de cristaloide, administrado por via intravenosa no início da anestesia, muitas vezes apenas repõe um déficit existente.

A taxa de reposição de fluidos é determinada por meio da avaliação da adequação do volume de sangue circulante usando os seguintes índices:

- Pressão arterial.
- Frequência cardíaca.
- Pressão venosa central (se disponível).
- Produção de urina.
- Temperatura periférica (se disponível).

A composição dos fluidos intravenosos comumente utilizados é mostrada na Tabela 6.1.

Tabela 6.1 Composição eletrolítica de soluções venosas (mmol/L)

Solução	Na	K	Ca	Cl	Lactato
Solução de cloreto de sódio 0,9%	154	–	–	154	–
Solução de Hartmann	131	5	2	111	29
Glicose 5%	–	–	–	–	–
Glicose 4% em NaCl 0,18%	30	–	–	30	–
Haemaccel	145	5	6	145	–
Volplex	154	–	–	125	–
Gelofusine	154	–	–	120	–
Hidroxietilamido	154	–	–	154	–

6.1 Cristaloides

Cristaloides são soluções isotônicas que têm uma composição de fluidos e de eletrólitos semelhante ao fluido extracelular. Estas soluções são confinadas ao espaço extracelular em uma proporção de 1:3 em termos de volume intravascular: intersticial. As duas soluções comumente disponíveis são a solução de Hartmann e a solução de cloreto de sódio 0,9%. O lactato na solução de Hartmann é oxidado no fígado ou sofre gliconeogênese. Ambas as vias metabólicas usam íons de hidrogênio, então ocorre uma leve alcalinização. É importante lembrar que as duas soluções adicionam pouco ao volume intravascular. Foi sugerido que o cloreto de sódio 0,9% deve ser evitado, em decorrência do risco de acidose hiperclorêmica. Clinicamente isso é muito raro. As exigências de manutenção normais para pacientes adultos são cerca de 50-100 mmol/dia de sódio, 40-80 mmol/dia de potássio e 2-3 litros/dia de água.

6.2 Soluções contendo glicose

É difícil defender a continuação do uso destas soluções. O estresse da cirurgia aumenta a glicose circulante no sangue, de modo que a adição de mais glicose por via intravenosa exacerba o insulto metabólico. Além disso, quando a glicose é eventualmente oxidada em água e dióxido de carbono, a infusão é, então, equivalente à água (5% de glicose) ou a uma solução hipotônica muito fraca (4% de glicose + 0,18% de cloreto de sódio). A principal razão para continuar a utilizar estas soluções parece ser o medo da fase de retenção de sódio, que inevitavelmente acompanha a cirurgia. Uma vez que as baixas concentrações plasmáticas de sódio são quase sempre encontradas no pós-operatório, esse temor não tem fundamento – os pacientes geralmente precisam de mais sódio. Apenas uma pequena proporção de soluções contendo glicose permanece dentro do espaço intravascular; elas são de pouco valor na manutenção do volume do sangue.

6.3 Coloides

São moléculas grandes em suspensão em uma solução. Eles geram uma pressão osmótica coloidal e são confinadas ao espaço intravascular. Eles raramente causam reações alérgicas como um efeito colateral. A eliminação se dá através dos rins. Existem dois tipos principais na prática clínica:

- Gelatinas modificadas.
- Hidroxietilamido.

As gelatinas modificadas são Haemaccel (poligelina), Volplex (gelatina succinilada) e Gelofusine (gelatina succinilada). A composição e as propriedades eletrolíticas são mostradas nas Tabelas 6.1 e 6.2, respectivamente, as propriedades sendo comparadas com as da albumina. O Haemaccel contém cálcio, o que pode causar coagulação em um quadro de infusão intravenosa, quando se mistura com sangue citrado e plasma.

Tabela 6.2 Propriedades de soluções coloidais

	PM	Plasma $t_{1/2}$ (h)	Eliminação	Anafilaxia
Albumina	69.000	24	Lenta	Nula
Haemaccel	30.000	3	Rápida	Rara
Gelofusine	30.000	3	Rápida	Rara
Hidroxietilamido 6%	450.000	24	Lenta	Rara
Penta-amido 6-10%	200.000	2,5	Rápida	Rara
Tetra-amido 6%	130.000	2	Rápida	Rara

O hidroxietilamido é absorvido pelo sistema reticuloendotelial após fagocitose no sangue, e isto resulta na sua degradação prolongada e eliminação. A dose máxima é limitada a 20 mL/kg/dia para soluções de amido a 10% e a 30-50 mL/kg/dia para soluções de amido a 6%.

6.4 Conclusão

A fluidoterapia é simples. Comece com 1-2 litros de solução cristaloide (solução de Hartmann) e em seguida, se necessário, administre uma solução coloide adequada. Este regime tem resistido ao teste do tempo. Não use soluções contendo glicose sem uma boa razão, e se houver uma perda de sangue acentuada, considere a substituição de células vermelhas (ver Capítulo 12).

Capítulo 7 Equipamento de anestesia

O equipamento de anestesia ministra concentrações conhecidas de gás e vapor, que são variáveis em sua quantidade e composição. O equipamento é de uma natureza de "fluxo contínuo" e projetada para ministrar os gases a pressões seguras. Conheça o seu equipamento e você será um anestesiologista seguro.

O equipamento tem seis componentes básicos (Quadro 7.1).

Quadro 7.1 Componentes do equipamento anestésico

- Fornecimento de gás – cilindros, tubos e medidores de pressão
- Reguladores de pressão
- Válvulas de agulha do fluxômetro
- Rotâmetros – ou leitura eletrônica
- Vaporizadores
- Saída de gás comum

Os equipamentos de anestesia variam em idade, e as diferentes nomenclaturas para leituras de pressão podem causar confusão. A unidade SI derivada *(Système Internationale)* de pressão é o Pascal (Pa), e a pressão no equipamento de anestesia é medida em quilopascal (kPa). Os fatores comparativos para outras unidades de pressão são mostrados no Quadro 7.2.

Quadro 7.2 Uma atmosfera de pressão (várias unidades)

- 760 mmHg
- 1.034 cm H_2O
- 15 lb/in^2
- 101 kPa
- 1 bar

7.1 Fornecimento de gás

Cilindros

São feitos de aço molibdênio e codificados por cores:

- N_2O: corpo azul, ombro azul.
- O_2: corpo preto, ombro branco.
- Ar: corpo cinza, ombro branco/preto.
- CO_2: corpo cinza, ombro cinza.

Para evitar a colocação incorreta do cilindro no equipamento, um sistema de indexação por pinos foi concebido. Em cada cilindro há um arranjo de três furos específicos para o gás e um pino correspondente no equipamento. Uma arruela (selo de Bodok) é necessária no pino de cima para evitar que vazamentos ocorram entre o cilindro e o equipamento. Cilindros de dióxido de carbono não devem ser conectados rotineiramente ao equipamento de anestesia por receio de utilização inadvertida. Equipamentos mais recentes não podem ministrar dióxido de carbono.

Um cilindro de oxigênio contém gás, e a pressão em um cilindro cheio é 137×100 kPa. A pressão diminui linearmente à medida que o cilindro se esvazia. O óxido nitroso é um gás liquefeito a uma pressão de 52×100 kPa. A pressão no cilindro continua a mesma enquanto ele se esvazia, até que todo o líquido se torne gasoso (quando o cilindro está cerca de 1/4 cheio) e, em seguida, a pressão cai bastante rapidamente.

Canos

Canos de uma fonte central podem ser ligados diretamente ao equipamento. Eles são novamente codificados por cores:

- O_2: branco.
- N_2O: azul.
- Cano de sucção: amarelo.

Eles são feitos de cobre, e as saídas do sistema de canos são identificadas por nome, cor e formato. Eles têm conexões não intercambiáveis por válvula de Schrader.

O oxigênio normalmente vem de uma fonte de líquido criogênico e o óxido nitroso dos bancos centrais, de cilindros. A pressão dos gases ministrados pelos tubos é de 4×100 kPa.

Reguladores de pressão

Por baixo do equipamento estão válvulas de redução de pressão que regulam a pressão de entrada do equipamento (Figura 7.1). O gás entra a alta pressão e passa por uma pequena abertura para uma câmara de baixa pressão. À medida que a pressão aqui sobe, o diafragma é empurrado para cima contra a mola, e a válvula é fechada. Se a válvula de saída é aberta, a pressão cai, e a mola vai empurrar o diafragma para baixo, e todo o processo começa de novo. A pressão de todos os gases que entram no equipamento agora é de 4 × 100 kPa.

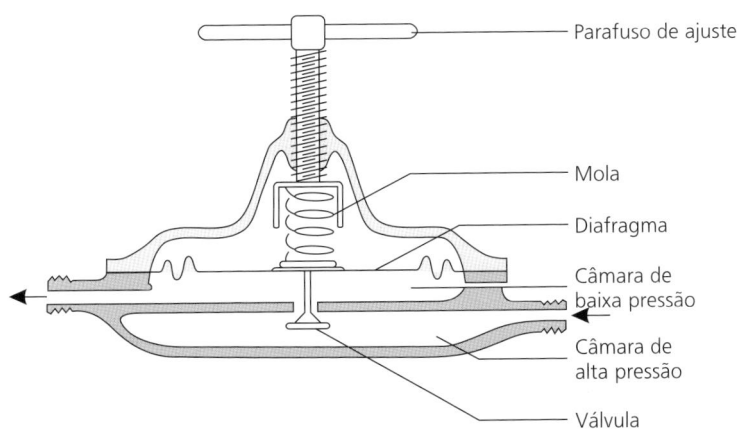

Figura 7.1 Uma válvula de redução de pressão.

(Parafuso de ajuste, Mola, Diafragma, Câmara de baixa pressão, Câmara de alta pressão, Válvula)

Válvula de agulha do fluxômetro

A pressão é aproximadamente atmosférica na saída de gás comum do equipamento, e a queda de pressão principal de 4 × 100 kPa ocorre por meio da válvula de agulha na base dos rotâmetros.

Os botões são codificados por cores; além disso, o botão de oxigênio é maior do que os outros e de uma natureza mais larga, com ranhuras. Isto permite que ele seja identificado na escuridão. No Reino Unido, a convenção é que a válvula de oxigênio deve ser montada no lado esquerdo do equipamento.

Rotâmetros

São calibrados especificamente para cada gás e não são intercambiáveis. Fendas no sistema do rotâmetro podem levar à produção de misturas hipóxicas, de modo que um analisador de gás de oxigênio é posicionado na saída comum de gás no equipamento.

A escala no rotâmetro muitas vezes é não linear, já que os próprios rotâmetros são cônicos. Os fluxos baixos de gás, quando se utiliza circuitos de absorção de dióxido de carbono, precisam ser muito precisos. Equipamentos mais novos têm um visor digital de passagem de gases e não usam rotâmetros.

Vaporizadores

Convertem um anestésico líquido volátil em um vapor anestésico de fluxo contínuo misturado com gases, sob condições controladas. Energia térmica é usada na conversão de um líquido em um vapor, e uma queda de temperatura ocorre dentro do líquido. Taxas variáveis de vaporização irão ocorrer a menos que sejam compensadas. Vaporizadores com compensação de temperatura (do tipo TEC) são de uso comum, e a compensação é conseguida por meio de uma tira bimetálica dentro do equipamento.

Um vaporizador deve ser construído de materiais de calor específico elevado e alta condutividade térmica. Dentro do vaporizador há uma série de peças helicoidais de cobre que proporcionam uma grande área de superfície, assegurando que existe uma pressão de vapor saturado dentro do vaporizador em todos os momentos.

Os vaporizadores devem ser preenchidos no fim da lista de operação para diminuir a poluição. Existe um dispositivo de enchimento não intercambiável que garante que o vaporizador será preenchido com o agente correto. Os vaporizadores são ligados à "barra traseira" do equipamento de anestesia e um sistema de arruelas deve estar presente neste local para evitar vazamentos.

Saída de gás comum

Os gases finalmente passam do equipamento através da saída de gás comum a aproximadamente a pressão atmosférica. O analisador de oxigênio é ligado aqui.

Além dos manômetros de pressão do tipo Bourdon, que medem a pressão do cilindro e do cano, três outras características sobre o equipamento devem ser notadas:

- *Descarga de oxigênio.* Este botão fornece oxigênio a uma taxa de 30 litros/minuto para a saída de gás comum, contornando vaporizadores e medidores de vazão.

- *Alarme hipóxico ou de falha de oxigênio.* Este dispositivo faz com que o fornecimento de óxido nitroso seja cessado se o fornecimento de oxigênio for < 21%. Isso pode ocorrer se o rotâmetro de oxigênio acidentalmente levar um esbarrão ou for virado para baixo, ou se falhar eletronicamente. Um alarme sonoro é ouvido quando ele for ativado.

- *Válvula de alívio de pressão.* Na "barra traseira" entre a saída de gás comum e os vaporizadores, existe uma válvula de alívio de pressão, que protege o equipamento contra a pressão excessiva causada pela obstrução ao escoamento de gás além da saída de gás comum. Isso não protege o paciente, mas é projetado para proteger o equipamento. Ela é ativada por pressão de retorno em excesso de 1/3 de uma atmosfera (35 kPa).

7.2 Verificando o equipamento de anestesia

A familiaridade absoluta com o equipamento de anestesia é fundamental para a prática segura. Ela deve ser verificada antes de uma lista operacional, e dez itens precisam de inspeção (Quadro 7.3). Estas verificações são de responsabilidade do anestesiologista.

Quadro 7.3 Lista de verificação do equipamento anestésico

- Equipamento de anestesia
- Dispositivos de monitoramento
- Fornecimento de gás
  - teste de puxar
  - fluxômetros
- Vaporizadores
- Sistemas respiratórios
- Ventilador
- Sistema de limpeza, fluxo, exaustão
- Equipamentos auxiliares – especialmente de sucção
- Meios alternativos de ventilação do paciente
- Registros

Uma lista de verificação normalmente acompanha o equipamento de anestesia.

Equipamento de anestesia

Verifique que o equipamento e o dispositivo auxiliar estão conectados à alimentação elétrica e ligados. Qualquer informação dada pelo equipamento deve ser levada em consideração. Especial atenção deve ser tomada depois de uma manutenção de rotina por técnicos quando "avisos aos primeiros usuários" são fixados com destaque ao equipamento de anestesia. Alguns equipamentos mais recentes realizam um autoteste.

Dispositivos de monitoramento

Verifique se esses dispositivos (especialmente o analisador de oxigênio, oxímetro de pulso e capnógrafo) estão funcionando e têm limites de alarme apropriados. As linhas de amostragem devem estar desobstruídas e uma frequência adequada de medição não invasiva da pressão arterial selecionada. O analisador de oxigênio é uma célula de combustível que é normalmente calibrada por uma calibração de um único ponto ao ar ambiente – 21%. O sensor deve ser fixado firmemente à saída de gás comum.

Fornecimento de gás

Isto é feito para assegurar que os fornecimentos de gás e as conexões existentes dentro do equipamento, para verificar as pressões e parar o fornecimento acidental de uma mistura hipóxica de gás. Essas verificações, com familiaridade, levam cerca de 5 minutos:

- Observe os gases fornecidos pelos canos e confirme que cada cano está adequadamente inserido em seu terminal de fornecimento de gás através da realização de um "teste de puxar".
- Certifique-se que há um suprimento de oxigênio e que um cilindro de oxigênio de reserva está disponível.
- Certifique-se que os outros gases disponíveis estão conectados de forma segura, encaixados e desligados após a checagem de seu conteúdo. Cilindros de dióxido de carbono não devem ser conectados ao equipamento de anestesia. Certifique-se de que plugues de bloqueios estão ajustados aos cabeçotes dos cilindros vazios. Um cilindro de oxigênio cheio tem uma pressão de 137×100 kPa, e um cilindro de óxido nitroso tem uma pressão de 52×100 kPa até estar apenas 1/4 cheio.
- Todos os medidores de pressão dos canos devem indicar 4×100 kPa.
- Certifique-se que se o fluxômetro funciona sem problemas e que as bobinas, se presentes, movem-se livremente sem se prenderem. Certifique-se que o dispositivo anti-hipóxia está funcionando corretamente.
- Verifique a função de controle manual de emergência do oxigênio.

Vaporizadores

- Certifique-se de que o vaporizador está devidamente cheio.
- Certifique-se de que a reação do vaporizador com o anel tipo 'O' está presente.
- Certifique-se da montagem e do enchimento corretos, e de que a barra traseira está travada.
- Ligue – verifique se há vazamentos – desligue – verifique novamente se há vazamentos (verifique se há vazamentos fechando a saída de gás comum após abrir o rotâmetro de oxigênio).
- Desligue os vaporizadores.
- Repita o teste imediatamente após trocar qualquer vaporizador.

Sistemas respiratórios

- Um filtro bacteriano/viral e acessório de fixação do catéter novos de uso único devem ser utilizados para cada paciente.
- Verifique a configuração do sistema.
- Verifique se há vazamentos na bolsa do reservatório e que a válvula ajustável, limitadora de pressão expiratória, não se prende e pode ser totalmente aberta e fechada.
- Verifique se há vazamentos no circuito.

- Verifique a vedação de todas as conexões (técnica de puxar e torcer).
- Verifique as válvulas unidirecionais em um sistema circular e no sistema de escape.
- Verifique se há permeabilidade e fluxo de gás através do sistema como um todo.

Ventilador
- Verifique se ele está configurado adequadamente para o uso pretendido.
- Verifique se há familiaridade com o ventilador.
- Verifique a segurança e a configuração da tubulação.
- Verifique se a válvula de alívio de pressão está funcionando com a pressão correta.
- Verifique se o sistema de alarme funciona e configure os limites do alarme.
- Defina controles e garanta que uma pressão adequada é gerada durante a fase inspiratória.

Sistema de limpeza/exaustão
- Verifique se está ligado e funcionando corretamente e que os tubos estão conectados ao ponto de escape adequado do sistema de respiração ou ventilador.

Equipamento auxiliar
- Verifique se todos os laringoscópios, auxiliares de intubação, fórceps, bougies etc. estão presentes e funcionando. Máscaras faciais de tamanho adequado, vias aéreas, tubos traqueais e conectores devem ser verificados (incluindo permeabilidade).
- Verifique se a sucção está funcionando, e se as conexões estão seguras.
- Verifique se carrinho, cama ou mesa do paciente podem ser inclinados com a cabeça para baixo rapidamente.

Meios alternativos de ventilação do paciente
- Verifique se uma bolsa autoinflável e cilindro de oxigênio cheio estão ao alcance da mão (meios alternativos de ventilação do paciente, se houver uma falha do ventilador).

Registros
- Assine e date o diário mantido junto ao equipamento de anestesia (confirme que o equipamento foi verificado).
- Registre no gráfico anestésico de cada paciente que o equipamento de anestesia, sistema respiratório e monitoramento foram verificados.

7.3 Conclusão
O anestesiologista novato deve ter um conhecimento profundo do funcionamento básico de um equipamento de anestesia, e a verificação do equipa-

mento deve-se tornar um hábito regular. O início dos trabalhos em salas de cirurgia deve ser sinalizado por uma cacofonia de alarmes, já que todos os equipamentos são verificados antes do uso.

Não pense, no entanto, que, porque o equipamento foi verificado no início da manhã, nada pode dar errado pelo resto do dia. Os equipamentos são movidos e batidos, canos são esticados, e vaporizadores são trocados.

Permaneça vigilante.

Capítulo 8 **Sistemas respiratórios e ventilatórios na anestesia**

Os sistemas respiratórios anestésicos são classificados em três grupos principais:
- Sistemas que utilizam absorção de dióxido de carbono.
- Sistemas com reinalação.
- Sistemas sem reinalação.

8.1 Componentes

Cada circuito consiste de um número variável de componentes e é muitas vezes feito como uma unidade única, em vez de ter de ser montado a partir de itens individuais (Quadro 8.1).

> **Quadro 8.1** Componentes do circuito respiratório anestésico
> - Tubos de respiração
> - Bolsas
> - Válvulas ajustáveis de limitação de pressão (APL)
> - Conexões
> - Absorção de dióxido de carbono
> - Válvulas unidirecionais

Tubos de respiração

As traqueias (traqueias artificiais) são tubos de plástico ondulados, de 22 mm de diâmetro, que não são dobráveis nem manejáveis. Eles têm um volume de 400-450 mL/m, e as mangueiras mais recentes de plástico são mais propensas a vazamentos por frestas do que as mangueiras mais velhas de borracha, de modo que os circuitos devem ser verificados.

Bolsas

São feitas de borracha e têm 2 litros de volume em circuitos adultos e 500 mL de volume em circuitos pediátricos. Elas têm quatro funções (Quadro 8.2).

> **Quadro 8.2** Funções das bolsas em sistemas respiratórios
> - Reservatório para gases. Embora o equipamento possa fornecer taxas de fluxo de até 10-20 litros/min de gás, o paciente tem breves taxas de fluxo inspiratório de até 30 litros/min. Para facilitar a entrega dessa taxa de fluxo alta, deve haver um reservatório
> - Monitoramento da ventilação
> - Facilitar a ventilação manual por pressão positiva intermitente
> - Função limitadora de pressão. A bolsa pode distender-se a grandes volumes sem que pressão dentro do sistema aumente consideravelmente. Esta característica de segurança evita o barotrauma aos pulmões do paciente, se a válvula limitadora de pressão tiver mau funcionamento ou for omitida do circuito

Válvulas ajustáveis limitadoras de pressão (APL)

Estes dispositivos com orifícios variáveis e de resistência variável ventilam os gases em excesso. Eles muitas vezes têm uma unidade de limpeza e consistem em um disco leve preso sobre uma lâmina circular por uma mola leve com tensão. A mola é ajustada por uma rosca de parafuso.

Quando a válvula é totalmente aberta, a pressão para abrir o disco, e, portanto, a válvula é apenas 0,1-0,2 kPa (1-2 cm de H_2O), e ocorre uma resistência mínima ao fluxo. Quando a válvula está fechada, um dispositivo de segurança protege o paciente através da abertura a uma pressão de cerca de 6 kPa (60 cm H_2O). Isto ocorre a um fluxo de gás de 30 litros/minuto.

Conexões

Conexões são alcançadas por acessórios macho-fêmea de 22 mm ou 15 mm.

Absorção de dióxido de carbono

A cal sodada é utilizada para isso. Ela contém 80% de hidróxido de cálcio, 4% de hidróxido de sódio, 1% de hidróxido de potássio e o restante é água. Ela contém um indicador que muda de cor quando a mistura é esgotada, e um gel de sílica endurecedor. É fácil subestimar o quanto da cal sodada está "esgotado" ao verificar o equipamento de anestesia. É prudente garantir que há cal sodada fresca em quantidade suficiente disponível para toda a sessão de operação, já que é difícil substituí-la no meio de uma operação.

A absorção ocorre por meio da seguinte reação química:

$$CO_2 + H_2O \rightarrow H_2CO_3$$
$$H_2CO_3 + 2NaOH \rightarrow Na_2CO_3 + 2H_2O$$
$$Na_2CO_3 + Ca(OH)_2 \rightarrow CaCO_3 + 2NaOH$$

O hidróxido de potássio comporta-se de forma semelhante ao hidróxido de sódio. Esta reação produz calor. Pequenas quantidades de gases e vapores também são absorvidas.

Válvulas unidirecionais
Elas asseguram um fluxo em uma única direção em sistemas circulares.

8.2 Sistemas que utilizam absorção de dióxido de carbono
O sistema circular tem válvulas unidirecionais para direcionar o fluxo de gás através de mangueiras, uma bolsa reservatório e cal sodada. São adicionados oxigênio e vapor volátil. Já que os gases inspirados são isentos de dióxido de carbono, o paciente pode reinalar sem efeitos fisiológicos adversos. Fluxos baixos de gás podem ser usados, e os rotâmetros, ou leituras digitais, devem ser precisos.

O sistema é econômico, conserva o calor e a umidade, e reduz a poluição. No entanto, para ser eficiente, ele deve estar livre de vazamentos. A análise do oxigênio, dióxido de carbono e vapor anestésico é obrigatória. Diluição de gases na bolsa de reservatório por nitrogênio na parte inicial do anestésico pode ocorrer – fluxos mais elevados de gás nos primeiros 5 minutos são recomendados.

O consumo de oxigênio dos pulmões é relativamente constante em 200-250 mL/min, mas a absorção de óxido nitroso é inicialmente alta (500 mL/min), caindo para 200 mL/min após 30 minutos, e 100 mL/min após 60 minutos. Assim, as misturas hipóxicas são possíveis em baixos fluxos – e esta é uma razão pela qual um analisador de oxigênio deve ser incorporado ao sistema. A utilização de fluxos muito baixos de gás fresco com o sistema circular pode levar a um aumento do risco de consciência no início da cirurgia se agentes voláteis são utilizados. Taxas de fluxo superiores a 3 litros/minuto minimizam este problema.

A posição do vaporizador no circuito é importante. Ele está geralmente fora do círculo (VOC), quando vaporizadores convencionais podem ser usados.

8.3 Sistemas com reinalação
Tradicionalmente, estes sistemas não têm separação dos gases inspirados e expirados, embora em sistemas coaxiais mais recentes a partição dos gases ocorra. Sob condições de fluxo baixo de gás fresco ou hiperventilação do paciente, a reinalação de dióxido de carbono é possível. As taxas de fluxo de gases devem ser ajustadas de acordo com capnografia. A classificação dos sistemas de reinalação foi primeiro descrita por Mapleson em 1954. Há seis sistemas básicos (Figura 8.1) e dois envolvendo um arranjo coaxial (Figura 8.2).

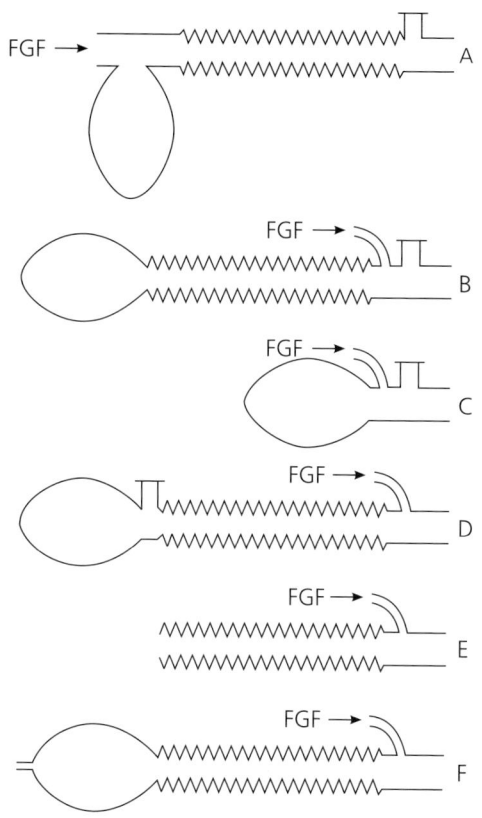

Figura 8.1 Classificação Mapleson de sistemas com reinalação. As setas indicam a direção do fluxo de gás fresco (FGF).

O *Mapleson A* também é chamado de Magill. O fluxo de gás fresco deve ser igual à ventilação alveolar por minuto para respiração espontânea e ser 2-2,5 vezes à ventilação alveolar por minuto para ventilação com pressão positiva intermitente. Este é o sistema mais eficiente para pacientes com respiração espontânea e o menos eficiente para ventilação com pressão positiva intermitente. O sistema é pesado com a válvula na sua posição tradicional, e o acesso é muitas vezes difícil; por causa disso ele foi modificado por Lack para incorporar a válvula na extremidade do circuito da máquina por uma modificação externa do tubo (circuito de Lack paralelo).

Os sistemas *Mapleson B* e *C* são utilizados com pouca frequência, mas o C é útil para breves períodos de ventilação manual.

Os sistemas *Mapleson, D, E* e *F* são compostos por peças em T na extremidade do paciente do circuito e diferem apenas no modo como ventilam os gases. O Mapleson D é o mais eficiente para ventilação com pressão positiva intermitente.

Capítulo 8 • Sistemas respiratórios e ventilatórios na anestesia

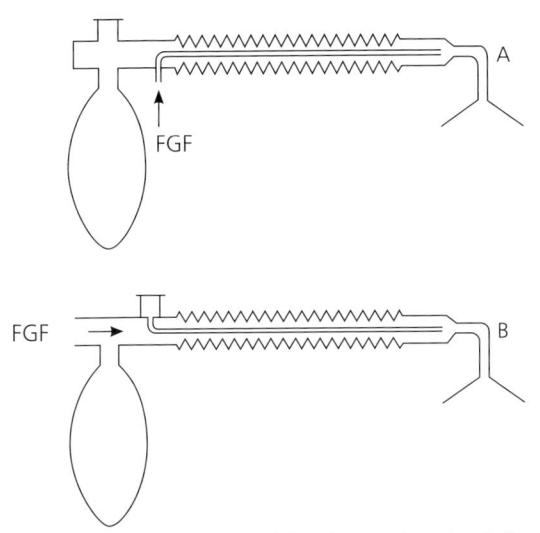

Figura 8.2 Sistemas coaxiais de (A) Bain e (B) Lack. FGF, fluxo de gás fresco.

O circuito de *Bain* é um Mapleson D coaxial com um tubo exterior de 22 mm de diâmetro e um tubo interior de 7 mm de diâmetro. Os gases entram através do tubo interior.

Ele é leve, muitas vezes descartável, tem a entrada de gás e a válvula de expiração na extremidade da máquina, e tem um tubo exterior transparente para assegurar que o tubo interior possa ser visto para ser conectado e não dobrado. Vazamentos ou furos na tubulação interna causam rápida reinalação de dióxido de carbono. Para verificar que não existem vazamentos no tubo interior, ele deve ser ocluído (quinto dedo ou seringa de 2 mL). Fluxos de oxigênio de 5 litros/min para o sistema farão com que o alarme da barra traseira de liberação de pressão da máquina de anestesia dispare à medida que a pressão de oclusão é transmitida ao longo da máquina. A bolsa reservatório *não* deve distender-se.

Utilizando este sistema, as taxas de fluxo são elevadas; pelo menos 70-100 mL/kg/min e até 2-3× a ventilação alveolar por minuto são recomendados, mas isso pode ser ajustado de acordo com capnografia.

Os sistemas *Mapleson E* e *F* incorporam o T de Ayres, não têm válvulas limitantes de pressão ajustáveis, e são utilizados para crianças com menos de 20-25 kg, novamente com os fluxos de 2-3× a ventilação alveolar por minuto. A bolsa de reservatório aberta da modificação de Jackson-Rees (Mapleson F) foi adicionada para auxiliar a ventilação de pressão positiva intermitente em vez de ocluir a extremidade do sistema Mapleson E, embora a ventilação espontânea possa ser monitorada por seu movimento.

8.4 Sistemas sem reinalação

Usam válvulas de mão única, ou sem reinalação, para dirigir e separar os gases inspirados e expirados. Eles não são usados na sala de operações, mas são vistos na anestesia fora do centro cirúrgico, onde gases comprimidos não estão disponíveis (dispositivos trisserviço). São sistemas de baixa resistência, já que os esforços inspiratórios do paciente provocam um fluxo de gás, e um vaporizador típico de resistência baixa deve ser usado. Foles infláveis podem ser adicionados para fins de ventilação.

8.5 Conclusão

Circuitos respiratórios anestésicos podem parecer confusos inicialmente, mas os princípios são simples. Instalações modernas de monitoramento, particularmente o capnógrafo e a análise de oxigênio, permitem fluxos de gás fresco apropriados para ser usados em qualquer circuito que for empregado. Os circuitos respiratórios são o local mais comum para vazamentos de gás.

Verifique cuidadosamente.

Capítulo 9 **Ventiladores e outros equipamentos**

9.1 Ventiladores

A ventilação pode ser realizada por dois métodos.

- *Dispositivos de pressão negativa.* Uma pressão negativa é aplicada externamente em torno do tórax (ventiladores couraça).
- *Dispositivos de pressão positiva.* Uma pressão positiva é aplicada aos pulmões através da traqueia. Este é o método utilizado na sala de operações, e estes dispositivos são acionados por um de três métodos: gás, eletricidade, ou um fornecimento separado de ar comprimido ou oxigênio.

Existem cinco tipos de ventiladores (Quadro 9.1).

Quadro 9.1 Tipos de ventiladores

- Ventilador manual/digital
- Divisores de volume-minuto
- Prensas de bolsa
- Geradores de fluxo intermitente
- Ventiladores de alta frequência

Ventiladores manuais/digitais são usados apenas com circuitos de peças em T. Prensas de bolsa são amplamente utilizadas com sistemas circulares no qual um dispositivo pneumático de fole opera intermitentemente.

Geradores de fluxo intermitente têm um mecanismo de controle que interrompe intermitentemente um fluxo de gás de uma fonte de alta pressão (p. ex., um cilindro). Eles podem ser compactados e são utilizados para ventilação durante o transporte. Ventiladores de alta frequência fornecem volumes correntes muito pequenos a taxas muito altas para manter a troca gasosa normal.

Um exemplo típico de divisor de volume minuto é o ventilador de Manley, às vezes, ainda encontrado em salas de anestesia.

Ventiladores de fluxo gerado são, atualmente, comumente utilizados nas salas de cirurgia e unidades de terapia intensiva e fornecem um volume fixo total, independentemente de alterações na complacência pulmonar. Os ventiladores têm agora uma *proteção hipóxica*, o que significa que é impossível fornecer uma mistura de gases que possua uma concentração inferior a 25% de oxigênio. Os ventiladores mais recentes são sofisticados. Eles realizam uma autoverificação. Gases podem ser fornecidos a um volume ou pressão corrente definidos, PEEP (pressões expiratórias de extremidade positiva) podem ser aplicadas aos pulmões do paciente, as taxas de inspiração/expiração podem ser alteradas. Para quase toda a anestesia de rotina essas complexidades podem ser ignoradas.

Nunca use um ventilador a menos que você tenha recebido instruções claras sobre como ele funciona. A maioria dos pacientes anestesiados na sala de operações precisa, apenas, de ventiladores simples, e a tendência para a crescente complexidade é lamentável. Vimos recentemente um ventilador que tinha mais de 30 configurações possíveis. Embora isso possa ter seu valor em cuidados intensivos, na sala de operações é um desastre esperando para acontecer. O ventilador ideal não tem mais do que três botões!

Você deve garantir que o seguinte seja definido de forma adequada quando se usa um ventilador:

- O modo correto de ventilação (geralmente ventilação mandatória controlada, VMC).
- O volume corrente (p. ex., 8 mL/kg).
- As respirações por minuto (p. ex., 10-12).
- A razão de inspiração/expiração (I/E) (frequentemente 1:2).
- O limite de pressão (geralmente < 30 mmHg).
- Pressão expiratória de extremidade positiva (PEEP) de 0-4 mmHg.
- Os ajustes de alarme estão ligados e corretos.

Sempre que os pulmões são ventilados, é *imperativo* que o monitoramento a seguir esteja disponível:

- Alarme de desconexão.
- Volume minuto expirado.
- Capnografia.
- Concentração de oxigênio inspirada além do ventilador.
- Pressão das vias aéreas.

Outros monitoramentos podem ser utilizados, como for preciso. No entanto, o monitoramento básico assegura que o circuito está intacto, sem vazamentos e que a ventilação é adequada, com uma concentração adequada de oxigênio inspirado. Em caso de dúvida, verifique se os pulmões estão sendo ventilados por meio de observação e ausculta.

9.2 Dispositivos de sucção

Consistem de três componentes básicos (Quadro 9.2).

> **Quadro 9.2** Componentes do dispositivo de sucção
>
> - *Bomba geradora de vácuo*. É normalmente localizada centralmente dentro do hospital. A tubulação amarela[1] na sala de operações é não intercambiável, e o sistema de sucção está ligado a uma bomba de deslocamento de alto volume que está ligada por uma série de dispositivos anticontaminação a um reservatório central
> - *Reservatório* na sala de operações para armazenar o líquido aspirado. Um filtro com um mecanismo flutuador existe dentro do reservatório para impedir a contaminação da bomba pelo fluido aspirado
> - *Tubo de fornecimento*, que é descartável e está ligado a catéteres flexíveis ou rígidos (Yankauer). Uma aspiração traqueal prolongada pode causar colapso pulmonar e bradicardia, e não deve ser usada

[1]No Brasil, este padrão de cores nem sempre é obedecido. A tubulação amarela também pode corresponder ao ar comprimido. Nota da Revisora Técnica.

A taxa de fluxo aceitável para dispositivos de sucção é de 35 litros/minuto de ar a um máximo de 80 kPa de pressão negativa.

9.3 Aparelho de exaustão

A exposição crônica e de curto prazo aos agentes anestésicos inalatórios é considerada prejudicial à saúde dos trabalhadores da sala de operações, embora não haja evidências conclusivas de incapacidade de concentração, saúde física, ou bem-estar fetal em mulheres grávidas.

Pondera-se que parece sensato limpar os gases residuais. Os sistemas de limpeza consistem de três componentes (Quadro 9.3).

> **Quadro 9.3** Componentes do sistema de limpeza
>
> - *Sistema de coleta*. É uma cobertura que envolve a válvula de APL do sistema de respiração. A conexão é de 30 mm de diâmetro para impedir a ligação acidental ao circuito do sistema de respiração (22 mm)
> - *Sistema receptor*. Tem um reservatório para assegurar a remoção adequada de gases. Uma bolsa de borracha, ou uma garrafa rígida, é muitas vezes utilizada, e isto assegura que a remoção de gases ocorra e mesmo se o volume limpo for menor do que a taxa de pico do fluxo expiratório
> - *Sistema de eliminação*. Três sistemas são utilizados para remover os gases:
>   - passivo, por meio de tubulação de grande calibre de um ventilador terminal no teto: a eliminação é dependente da direção do vento

(Continua)

> - assistido passivo: os ductos extratores do sistema de ar-condicionado removem os gases
> - ativo: um medidor de vazão ejetor dedicado ou sistema de ventilação é usado. Um sistema de baixa pressão e de alto volume capaz de remover 75 L/min (com um pico de fluxo de 130 L/min) é empregada

9.4 Umidificação

A umidificação do ar inspirado ocorre no nariz e na naso/orofaringe. Ele está saturado no momento em que atinge a traqueia. O fornecimento de gases secos por tubos traqueais pode causar diminuição da atividade ciliar, muco viscoso e, até, atelectasia.

Na sala de operações, a umidificação é normalmente realizada por um método passivo usando um filtro de "troca de calor e umidade". O filtro é ligado entre o circuito de respiração e a máscara laríngea ou cânula traqueal. Uma membrana hidrofóbica dentro do filtro age para reter o vapor de água e calor, e ajuda a manter a umidade dos gases anestésicos no trato respiratório do paciente. O filtro é descartável, tem uma baixa resistência ao fluxo de gás e remove bactérias e vírus. Ele impede a contaminação do circuito de respiração e deve ser trocado após cada paciente.

9.5 Conclusão

Ventiladores nunca devem ser usados a menos que você tenha recebido instruções claras sobre sua função.

Tome cuidado com desconexões e garanta um acompanhamento adequado. Um aparelho de sucção deve ser verificado e estar disponível onde quer que a anestesia seja realizada.

Certifique-se que tudo na sala de operações esteja ligado, inclusive você!

Capítulo 10 Monitoramento em anestesia

Uma importante fonte de morbidade e mortalidade relacionada com anestesia permanece sendo o erro humano. Todos os anestesiologistas contam histórias de erros na administração de drogas e "quase acidentes"; os anestesiologistas que nunca afirmam ter problemas ou estão fazendo um trabalho insuficiente ou estão sendo "econômicos" com a verdade. Um registo de intercorrências é recomendado em todos os departamentos de anestesia. Uma intercorrência é um evento adverso, que, se deixado sem correção, levaria à mortalidade ou à morbidade anestésica. Isto inclui diversos eventos que vão desde a desconexão do circuito respiratório até a intubação esofágica não reconhecida e broncospasmo grave. Espera-se que um monitoramento melhor reduzirá a incidência dessas complicações.

Deve haver um acompanhamento adequado, sempre que a anestesia for conduzida, seja na sala de anestesia, na sala de operações, no departamento de psiquiatria, na radiologia, ou em uma clínica odontológica.

Na verdade, ministrar anestesia "longe de casa", fora das salas de operação, exige um cuidado especial, e é necessário um acompanhamento adequado.

Os monitores melhoraram muito nos últimos anos, mas ainda estão aquém de dois requisitos essenciais:

- A capacidade de monitorar a oxigenação cerebral.
- A capacidade de monitorar com precisão a profundidade da anestesia (muitos despertares falsos).

O monitoramento adequado apresenta três requisitos, como mostrado no Quadro 10.1.

Quadro 10.1 Requisitos de monitoramento da anestesia

- Presença de anestesiologista
- Verificar e monitorar o equipamento de anestesia
- Monitoramento do paciente
  - clínico
  - técnico

10.1 Anestesiologista

O anestesiologista *precisa* estar presente durante todo o procedimento cirúrgico, e deve estar prontamente disponível ao pessoal da sala de recuperação até que o paciente deixe o centro cirúrgico. *Esta responsabilidade é unicamente do anestesiologista*, e é aplicável em anestesia geral e regional, e também em algumas técnicas de sedação em que o anestesiologista está envolvido.

Deve ser feito um registro adequado de todo o processo anestésico, a partir da indução e até a recuperação total do paciente. Erros podem ocorrer por uma variedade de razões, que vão desde a inexperiência e falta de treinamento até o tédio, o cansaço e a falta de atenção. A vigilância em um anestesiologista deve ser automotivada.

O anestesiologista iniciante deve adquirir hábitos rigorosos de monitoramento. A intubação traqueal deve ser confirmada *toda* vez, e o equipamento de anestesia e os circuitos verificados rotineiramente. Visitas pós-operatórias para avaliar o progresso de um paciente são salutares e dão uma oportunidade para melhorar aspectos do tratamento, incluindo a analgesia pós-operatória e a prevenção de náuseas e vômitos.

10.2 Inspeção e equipamento de anestesia

A inspeção e o equipamento de anestesia já foram discutidos nos capítulos anteriores. Duas características fundamentais devem ser enfatizadas – o suprimento de oxigênio e o sistema respiratório.

Suprimento de oxigênio

O fornecimento de gás para o medidor de fluxo de oxigênio deve conter um dispositivo de aviso de baixa pressão e ter um alarme audível.

Se misturas hipóxicas podem ser administradas (equipamentos mais velhos), então um dispositivo que monitora continuamente a concentração de oxigênio fornecido ao paciente deve ser montado, e isso também deve ter um alarme audível.

Sistema respiratório

Se houver falhas no circuito, elas são mais bem detectadas por monitoramento do volume expirado e da concentração final de dióxido de carbono e por medição da pressão das vias aéreas (alarme de alta pressão). A observação clínica da bolsa reservatório pode revelar vazamentos, desconexões e hiperdistensão pela alta pressão. Durante a medição da ventilação mecânica da pressão das vias aéreas, o volume expirado, e as concentrações de oxigênio e dióxido de carbono são obrigatórios (ver Capítulo 9).

Os limites de alarme para o equipamento devem ser redefinidos para cada paciente, e os alarmes devem estar ligados (não desligados, porque os limites estão sendo ultrapassados para um paciente em particular, mas não são motivos de preocupação).

10.3 Monitoramento do paciente
Clínico
A observação contínua da cor do paciente, movimento torácico e padrão de respiração, ausência ou presença de transpiração e lacrimação, reações da pupila, palpação do pulso periférico e uso de um estetoscópio proporcionam um monitoramento básico essencial do paciente. Informações muito úteis podem ser obtidas por simples observação, palpação e ausculta – artes que estão rapidamente desaparecendo da anestesia.

Técnico
A circulação e a ventilação precisam de monitoramento contínuo em todas as formas de anestesia. Se bloqueadores neuromusculares são usados, um monitor da junção neurovascular deve ser usado. Os dispositivos utilizados rotineiramente são mostrados no Quadro 10.2.

Quadro 10.2 Dispositivos de monitoramento do paciente (essenciais)
- Cardiovascular
  - frequência cardíaca
  - eletrocardiograma
  - pressão arterial não invasiva
  - oxímetro
- Respiratório
  - frequência respiratória
  - concentração de dióxido de carbono ao final da expiração
  - oxigênio inspirado
- Relaxamento muscular
  - monitor da junção neuromuscular
- Análise de gás e concentração alveolar mínima (CAM)

Em cirurgias especializadas, monitores específicos podem ser necessários (Quadro 10.3).

Quadro 10.3 Dispositivos especializados de monitoramento de pacientes
- Pressão arterial invasiva
- Pressão venosa central
- Pressão da artéria pulmonar
- Débito cardíaco (Doppler esofágico)
- Débito urinário
- Medição de temperatura

(Continua)

- Medição da perda de sangue
- Análise bioquímica: pH, gasometria arterial, eletrólitos
- Análise hematológica: hemoglobina, coagulograma

O *eletrocardiograma* precisa de ênfase especial, pois é importante lembrar que a atividade elétrica pode existir mesmo que não haja débito cardíaco adequado. O seu valor reside, principalmente, no monitoramento de mudanças no ritmo cardíaco e no diagnóstico de arritmias. Alterações do segmento ST também podem ser notadas.

A *oximetria* depende da diferente absorção de luz em diferentes comprimentos de onda pelos vários estados da hemoglobina. A oxi-hemoglobina e a hemoglobina reduzida diferem nas porções vermelho e infravermelho do espectro. A absorção é a mesma em 805 nm, o ponto isosbéstico. Um oxímetro de pulso tem duas fontes de luz de um lado da sonda e um fotodiodo que gera uma tensão quando a luz incide sobre ela. As duas fontes emissoras de luz estão em 660 nm vermelho (visível), e em 800 nm infravermelho (não visível).

Os tecidos absorvem a luz, mas o suficiente é transmitido para atingir o fotodiodo. A chegada da pulsação arteriolar com sangue oxigenado altera a quantidade de luz vermelha e infravermelha transmitida através do dedo. Esta mudança é calculada por um microprocessador, e a quantidade de sangue oxigenado no tecido é deduzida. O tamanho e a forma da pulsação arteriolar são mostrados como um traço pletismográfico. Você precisa ser capaz de ver um traço pulsátil para confiar na leitura do oxímetro.

A forma sigmoide da curva de dissociação de oxigênio significa que saturações de mais de 90% mostram uma oxigenação adequada dos tecidos.

A oximetria não é confiável nos seguintes casos:

- Movimento excessivo.
- Congestão venosa.
- Iluminação excessiva.
- Esmalte de unha/unhas postiças.
- Medicamentos intravenosos: azul de metileno, indocianina verde.
- Envenenamento por monóxido de carbono.

Uma baixa saturação de oxigênio (SpO_2 < 90%) exige uma resposta imediata. A oxigenação dos tecidos depende da concentração do oxigênio inspirado, da função pulmonar, da concentração de hemoglobina e do débito cardíaco. As principais causas de uma baixa saturação de oxigênio são mostradas no Quadro 10.4. Se necessário, forneça oxigênio a 100% para os pulmões, enquanto determina a causa da hipoxemia e inicia o tratamento apropriado.

Quadro 10.4 Causas da baixa saturação de oxigênio
- Suprimento de oxigênio
  - o fluxo de oxigênio está ligado?
  - o equipamento está fornecendo oxigênio? (analisador de oxigênio)
  - falha do vaporizador?
- Fornecimento de oxigênio para o paciente
  - o circuito foi montado corretamente?
  - vias aéreas livres, SEM OBSTRUÇÃO?
  - tubo traqueal no local certo?
  - DESCONEXÃO?
- Função pulmonar
  - pressão das vias aéreas normal?
    - tubo traqueal no brônquio principal direito?
    - broncospasmo?
  - edema pulmonar, pneumotórax?
- Hemoglobina
  - hemorragia não reconhecida?
  - hipovolemia?
- Coração
  - pressão arterial adequada?
  - arritmias?
- Tecidos
  - sepse?

A causa mais comum de uma baixa saturação de oxigênio é uma via aérea obstruída, e isso deve ser excluído antes que outros diagnósticos sejam considerados.

A *capnografia* é utilizada para medir o dióxido de carbono. Ela utiliza o princípio de absorção de infravermelho. Quando a luz infravermelha cai sobre uma molécula, ela aumenta a energia vibracional da molécula, e a luz infravermelha é absorvida pela molécula. A quantidade de luz infravermelha absorvida a um comprimento de onda específico é proporcional à quantidade de dióxido de carbono presente na mistura de gás.

Na presença de um débito cardíaco estável, a tensão arterial de dióxido de carbono está relacionada inversamente com a ventilação alveolar:

$$P_aCO_2 \, \alpha \, 1/V_A$$

As causas mais comuns de P_aCO_2 alto e baixo são mostradas no Quadro 10.5.

> **Quadro 10.5** Causas mais comuns de P_aCO_2 alto e baixo
> - Baixo
>   – hiperventilação
>   – baixo débito cardíaco: embolia (gás ou sangue)
> - Alto
>   – hipoventilação
>   – reinalação de dióxido de carbono: falhas do circuito
>   – estados hipermetabólicos: hipertermia maligna

O equipamento completo de monitoramento deverá estar disponível na sala de recuperação, bem como na sala de operações. Ele também deve estar disponível para transporte e transferência de pacientes.

10.4 Conclusão

O monitor mais importante durante qualquer procedimento anestésico é a presença de um anestesiologista treinado e vigilante. **Sob nenhuma circunstância você deve deixar a sala de operações enquanto um paciente está sob seu cuidado.**

A observação clínica cuidadosa e repetitiva do paciente é o próximo procedimento essencial, seguido pela utilização apropriada de monitores para avaliar o sistema respiratório e cardiovascular.

Esses princípios se aplicam a todos os procedimentos cirúrgicos. Existem "pequenas operações", mas não existe uma coisa chamada "anestesia pequena".

Parte II Crises e complicações

Assim que você for capaz de avaliar e controlar as vias aéreas, ventilação dos pulmões e estabelecer um acesso vascular, é provável que você ganhará um telefone celular. Como anestesiologista "de plantão", seus problemas acabam de começar agora, já que você será esperado para avaliar e iniciar a gestão de um grande número de problemas anestésicos por todo o hospital.

Nesta parte do livro, descrevemos vários tipos de crises e complicações. Alguns são comuns, como parada cardíaca e hemorragia maciça, enquanto outros, como hipertermia maligna, são raros. Infelizmente, não se pode confiar que os pacientes respeitarão a sua falta de experiência, e eles têm o hábito estranho de reservar as complicações mais incomuns para os membros mais jovens da equipe nas horas mais antissociais.

Algumas das crises que se desenvolvem em pacientes são causadas por você, o anestesiologista. Se você causar a crise, você deve ter o conhecimento e as habilidades para gerenciá-la.

Capítulo 11 Parada cardíaca

É imperativo que você tenha um conhecimento detalhado da administração cardíaca. Na sala de operações, e muitas vezes nas enfermarias, você será responsável por tomar as decisões.

As causas da parada cardíaca na sala de operações são geralmente classificadas como a seguir:

- Doenças médicas.
- Causas cirúrgicas, especialmente hemorragia (oculta ou massiva) e, ocasionalmente, respostas vagais à tração cirúrgica.
- Causas anestésicas, especialmente hipóxia e hipercapnia devido a problemas como falta de patência da via aérea, ventilação dos pulmões e desconexão despercebida do circuito anestésico, também de desastres técnicos, como um pneumotórax hipertensivo após tentativas de punção venosa central.

11.1 Intubação traqueal

O tubo traqueal deve ser corretamente posicionado e fixado. Quando não há débito cardíaco, não é produzido dióxido de carbono; o capnógrafo (que normalmente não está disponível na enfermaria) é, portanto, sem valor para avaliar o correto posicionamento do tubo traqueal. A visualização do tubo que passa através da abertura da laringe é muito importante, e a ausculta é usada para assegurar que ele está colocado na traqueia e não no brônquio. O anestesiologista é a melhor pessoa para fazer isso. Não deixe que outros o façam!

O capnógrafo pode ser um guia para a adequação do débito cardíaco quando a reanimação cardiopulmonar é realizada.

11.2 Desfibrilação

Sempre que você começar a trabalhar em um novo ambiente você deve procurar saber onde o desfibrilador é mantido e como ele funciona. Ele deve ser testado todos os dias, sem falta. Um desfibrilador é um capacitor e, portanto, armazena uma carga elétrica. Geralmente, ele tem quatro controles:

- Ligar.
- Carga.
- Desfibrilar.
- Sincronização.

11.3 Oxigenação

É essencial que os pulmões sejam ventilados com 100% de oxigênio. Um analisador de oxigênio deve ser ligado ao equipamento de anestesia para confirmar a natureza do fluxo de gás fresco. (Verifique se os vaporizadores são desligados.) Se houver dúvida, pode ser usado um cilindro de oxigênio.

11.4 Obstetrícia

Felizmente, pacientes grávidas muito raramente sofrem uma parada cardíaca. Se tiverem, você verá um caso grave de "angústia do obstetra' – uma visão impressionante. Se a mulher tiver menos de 25 semanas de gravidez, ela pode ser tratada como uma adulta não grávida. Se ela tiver mais do que 25 semanas de gravidez, há duas prioridades. Primeiro, o parto do bebê deve ser feito imediatamente. Em segundo lugar, a reanimação *não* deve ocorrer com a paciente na posição de supino. O útero vai comprimir a veia cava inferior, causando um retorno venoso inadequado para o coração, com subsequente falha da reanimação da paciente. A reanimação cardiopulmonar deve ser feita com a mulher em uma inclinação lateral esquerda para diminuir a compressão da veia cava. Isto pode ser conseguido por uma cunha física, ou por inclinação da mesa. Uma cunha humana pode ser feita por um membro da equipe de joelhos no chão e, posteriormente, sentado nos seus calcanhares. A mulher é, então, posicionada de modo que as suas costas ficam sobre as coxas da cunha humana. Pacientes grávidas podem ser mais difíceis de intubar do que mulheres não grávidas.

11.5 Reanimação de adultos

No Reino Unido, o Conselho de Reanimação emitiu diretrizes para suporte de vida básico e avançado (Figuras 11.1 e 11.2).

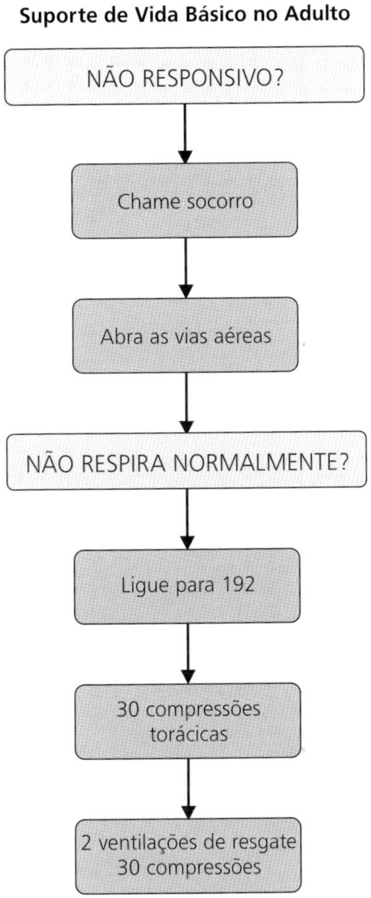

Suporte de Vida Básico no Adulto

```
┌─────────────────────┐
│   NÃO RESPONSIVO?   │
└──────────┬──────────┘
           ▼
┌─────────────────────┐
│    Chame socorro    │
└──────────┬──────────┘
           ▼
┌─────────────────────┐
│  Abra as vias aéreas│
└──────────┬──────────┘
           ▼
┌─────────────────────┐
│NÃO RESPIRA NORMALMENTE?│
└──────────┬──────────┘
           ▼
┌─────────────────────┐
│   Ligue para 192    │
└──────────┬──────────┘
           ▼
┌─────────────────────┐
│   30 compressões    │
│       torácicas     │
└──────────┬──────────┘
           ▼
┌─────────────────────┐
│2 ventilações de resgate│
│   30 compressões    │
└─────────────────────┘
```

Figura 11.1 Algoritmo básico de suporte de vida no paciente adulto. Reproduzida com a gentil permissão do Resuscitation Council (UK).

As causas potencialmente reversíveis de parada cardíaca também estão listadas na Figura 11.2 – elas são conhecidas como "4Hs e 4Ts".

No suporte de vida básico de adultos, é importante solicitar um desfibrilador externo automatizado (AED) se um estiver disponível. Lembre-se de comprimir o peito a uma profundidade de 5-6 cm a uma taxa de 100-120/minuto. Não pare a reanimação a não ser que o paciente apresente sinais de recuperação dos sinais vitais. No suporte de vida avançado a ênfase está novamente na importância da mínima interrupção nas compressões torácicas de alta qualidade. No entanto, não negligencie as vias aéreas, e garanta que haja oxigenação adequada. Ao tratar uma parada cardíaca FV/TV, 1 mg de adrenalina (epinefrina) é ministrada uma vez que as com-

Suporte de Vida Avançado no Adulto

```
                Não responde?
           Não respira ou apenas
             suspiros ocasionais
                     │
                     ▼
                                    Chame a equipe
                                    de reanimação
                     │
                     ▼
                  RCP 30:2
          Conecte desfibrilador/monitor
             Minimize as interrupções
                     │
                     ▼
                 Avalie o
                   ritmo
        │            │             │
        ▼            ▼             ▼
     Chocável                   Não chocável
   (FV/TV sem Pulso)          (AESP /Assistolia)
        │            │             │
        ▼            ▼             ▼
                  Retorno da
     1 Choque     circulação
                  espontânea
        │            │             │
        ▼            ▼             ▼
  Imediatamente   Pós-tratamento    Imediatamente
     retomar        imediato           retomar
   RCP por 2      de parada         RCP por 2
    minutos        cardíaca          minutos
```

Pós-tratamento imediato de parada cardíaca
- Use a abordagem ABCDE
- Oxigenação e ventilação controladas
- ECG de 12 derivações
- Trate a causa precipitadora
- Controle de temperatura/hipotermia terapêutica

Durante a RCP
- Garanta uma RCP de alta qualidade: frequência, profundidade, recuo
- Planeje as ações antes de interromper a RCP
- Ministre oxigênio
- Considere vias aéreas avançadas e capnografia
- Compressões torácicas contínuas, quando a via aérea avançada estiver no lugar
- Acesso vascular (intravenoso, intraósseo)
- Ministre adrenalina a cada 3-5 min
- Corrija as causas reversíveis

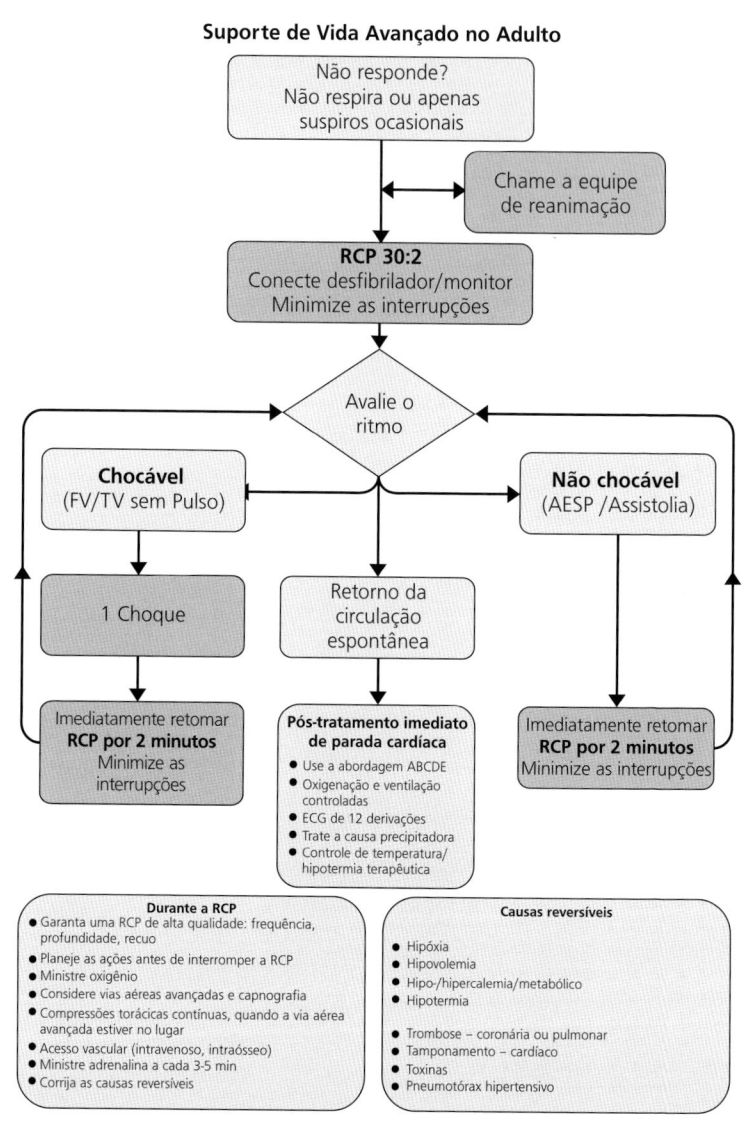

Causas reversíveis
- Hipóxia
- Hipovolemia
- Hipo-/hipercalemia/metabólico
- Hipotermia

- Trombose – coronária ou pulmonar
- Tamponamento – cardíaco
- Toxinas
- Pneumotórax hipertensivo

Figura 11.2 Algoritmo avançado de suporte de vida no adulto. Reproduzida com a gentil permissão do Resuscitation Council (UK).

pressões torácicas tenham sido reiniciadas após o terceiro choque e depois a cada 3-5 minutos. A amiodarona a 300 mg também é ministrada após o terceiro choque.

11.6 Arritmias

Dois tipos principais de arritmia ocorrem em uma parada cardíaca. Existem tipos chocáveis e não chocáveis:

- Não chocável: atividade elétrica sem pulso (PEA) – um complexo QRS sem pulso palpável e assistolia.
- Chocável: fibrilação ventricular (FV) ou taquicardia ventricular (TV) sem pulso.

Os pontos centrais da gestão são mostrados na Figura 11.2. Os algoritmos da bradicardia e taquicardia de adultos são mostrados nas Figuras 11.3 e 11.4. Eles estão tornando-se cada vez mais complexos.

11.7 Reanimação pediátrica

Os algoritmos para suporte de vida básico e avançado (em pediatria) são mostrados nas Figuras 11.5 e 11.6. As características básicas mais importantes são:

- Cinco ventilações de resgate iniciais.
- 15 compressões torácicas: duas respirações.
- Um choque de 4 J/kg.

11.8 Concentrações

Ampolas de adrenalina (epinefrina) estão disponíveis em concentrações de 1 em 1.000 e 1 em 10.000. É importante que a quantidade de adrenalina presente em 1 mL de cada concentração seja conhecida, para que as doses corretas possam ser ministradas em uma parada cardíaca.

$$
\begin{aligned}
1:1.000 &= 1\,g \text{ em } 1.000\,mL \\
&= 1.000\,mg \text{ em } 1.000\,mL \\
&= 1\,mg \text{ em } 1\,mL \\
1:10.000 &= 1\,g \text{ em } 10.000\,mL \\
&= 1.000\,mg \text{ em } 10.000\,mL = 1\,mg \text{ em } 10\,mL \\
&= 1.000\,microgramas \text{ em } 10\,mL \\
&= 100\,microgramas \text{ em } 1\,mL
\end{aligned}
$$

Portanto, existe 1 mg de adrenalina em 1 mL de 1 em 1.000, ou em 10 mL de 1 em 10.000.

Algoritmo de bradicardia no adulto

- Avalie usando a abordagem ABCDE
- Ministre oxigênio se for o caso e obtenha acesso IV
- Monitore ECG, PA, SpO_2, registre ECG de 12 derivações
- Identifique e trate as causas reversíveis (p. ex., anormalidades eletrolíticas)

Características adversas?
- Choque
- Síncope
- Isquemia miocárdica
- Insuficiência cardíaca

SIM → **Atropina** 500 mcg IV

Resposta satisfatória?

NÃO →

Medidas provisórias:
- Atropina 500 mcg IV, repetir até o máximo de 3 mg
- Isoprenalina 5 mcg min⁻¹ IV
- Adrenalina 2-10 mcg min⁻¹ IV
- Drogas alternativas*

OU
- Marca-passo transcutâneo

↓

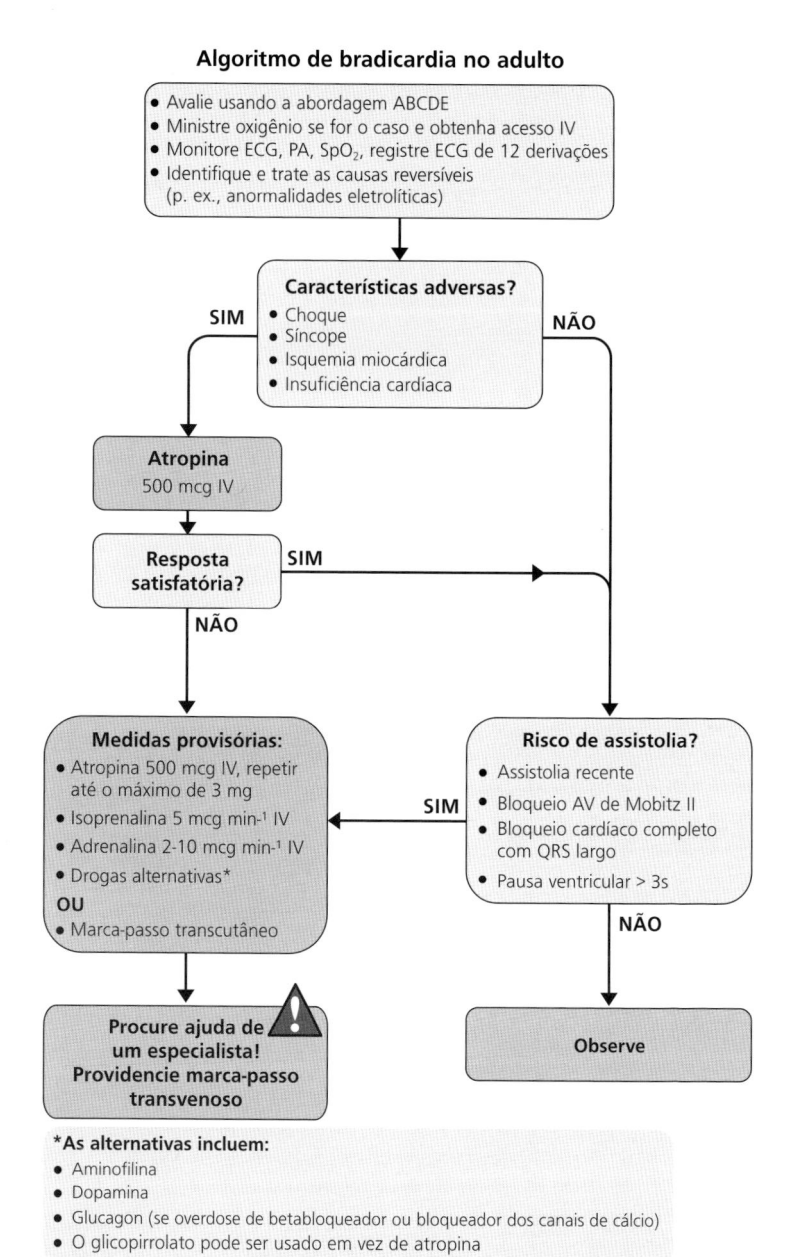

Procure ajuda de um especialista! Providencie marca-passo transvenoso

NÃO → **Risco de assistolia?**
- Assistolia recente
- Bloqueio AV de Mobitz II
- Bloqueio cardíaco completo com QRS largo
- Pausa ventricular > 3s

SIM → (Medidas provisórias)

NÃO → **Observe**

*As alternativas incluem:
- Aminofilina
- Dopamina
- Glucagon (se overdose de betabloqueador ou bloqueador dos canais de cálcio)
- O glicopirrolato pode ser usado em vez de atropina

Figura 11.3 Algoritmo de bradicardia no adulto. Reproduzida com a gentil permissão do Resuscitation Council (UK).

Capítulo 11 • **Parada cardíaca** 65

Algoritmo de taquicardia no adulto (com pulso)

- Avalie usando a abordagem ABCDE
- Ministre oxigênio se for o caso e obtenha acesso IV
- Monitore ECG, BP, SpO₂; registre ECG de 12 derivações
- Identifique e trate as causas reversíveis (p. ex., anormalidades eletrolíticas)

Características adversas?
- Choque
- Síncope
- Isquemia miocárdica
- Insuficiência cardíaca

Sim/Instável

Choque DC Sincronizado
Até três tentativas

Amiodarona 300 mg IV durante 10-20 min e repetir choque; seguido por:
Amiodarona 900 mg em 24 h

Não/Estável

O QRS é estreito (< 0,12 s)?

Largo

QRS largo
O ritmo é regular?

Irregular → Procure ajuda de um especialista!

As possibilidades incluem:
- **FA com bloqueio de ramo**
  trate como para o complexo estreito
- **FA Pré-excitado**
  considere a amiodarona
- **TV polimórfico**
  (P. ex., *torsade de pointes* administrar 2 g de magnésio ao longo de 10 min)

Regular

Se houver taquicardia ventricular (ou ritmo incerto):
- Amiodarona 300 mg IV ao longo de 20-60 min; então 900 mg em 24 h

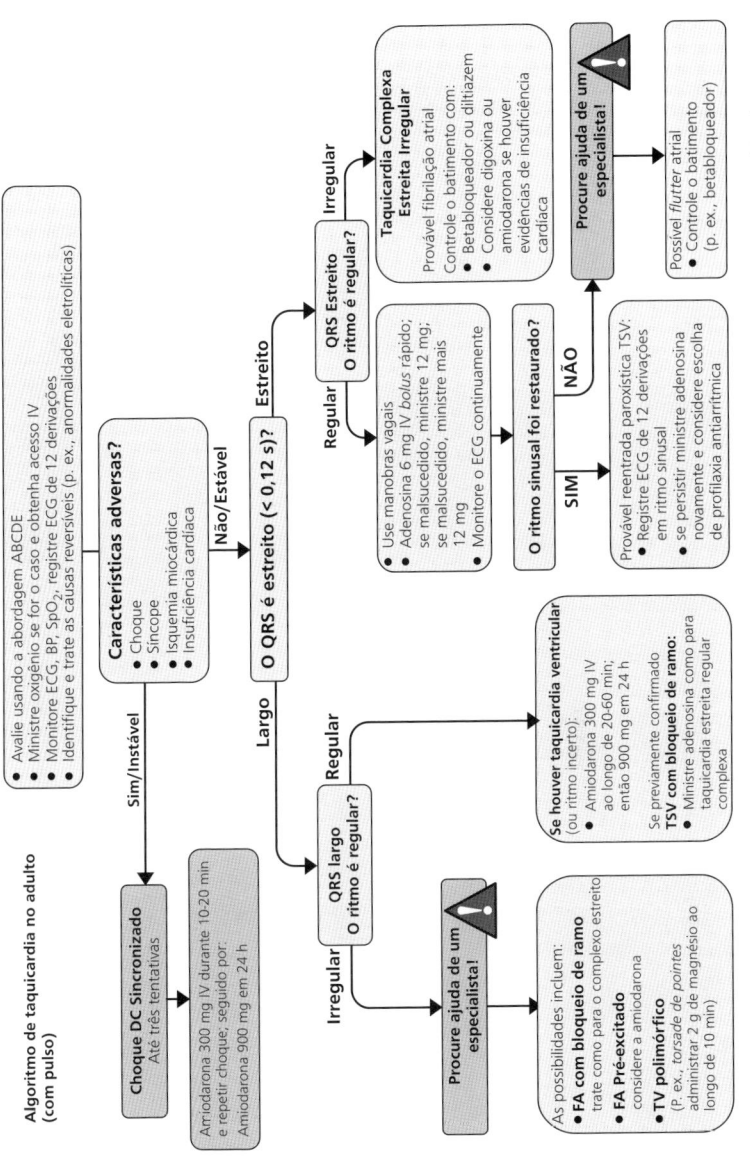

Se previamente confirmado **TSV com bloqueio de ramo:**
- Ministre adenosina como para taquicardia estreita regular complexa

Estreito

QRS Estreito
O ritmo é regular?

Irregular

Taquicardia Complexa Estreita Irregular
Provável fibrilação atrial
Controle o batimento com:
- Betabloqueador ou diltiazem
- Considere digoxina ou amiodarona se houver evidências de insuficiência cardíaca

→ Procure ajuda de um especialista!

Possível *flutter* atrial
- Controle o batimento (p. ex., betabloqueador)

Regular

- Use manobras vagais
- Adenosina 6 mg IV *bolus* rápido; se malsucedido, ministre 12 mg; se malsucedido, ministre mais 12 mg
- Monitore o ECG continuamente

O ritmo sinusal foi restaurado?

SIM

Provável reentrada paroxística TSV:
- Registre ECG de 12 derivações em ritmo sinusal
- se persistir ministre adenosina novamente e considere escolha de profilaxia antiarrítmica

NÃO → Procure ajuda de um especialista!

Figura 11.4 Algoritmo de taquicardia no adulto. Reproduzida com a gentil permissão do Resuscitation Council (UK).

Suporte de Vida Básico Pediátrico
(Profissionais de saúde com o dever de responder)

```
SEM RESPOSTA?
      ↓
Chame socorro
      ↓
Abra as vias aéreas
      ↓
NÃO RESPIRANDO NORMALMENTE?
      ↓
5 ventilações de resgate
      ↓
SEM SINAIS DE VIDA?
      ↓
15 compressões torácicas
      ↓
2 ventilações de resgate
15 compressões
```

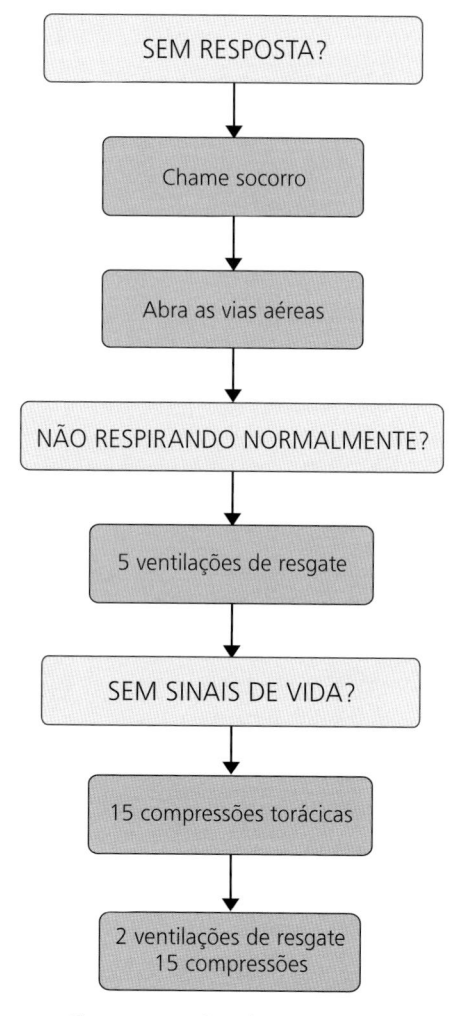

Chame a equipe de reanimação

Figura 11.5 Suporte de vida básico pediátrico (profissionais de saúde com o dever de responder). Reproduzida com a gentil permissão do Resuscitation Council (UK).

Suporte de Vida Avançado Pediátrico

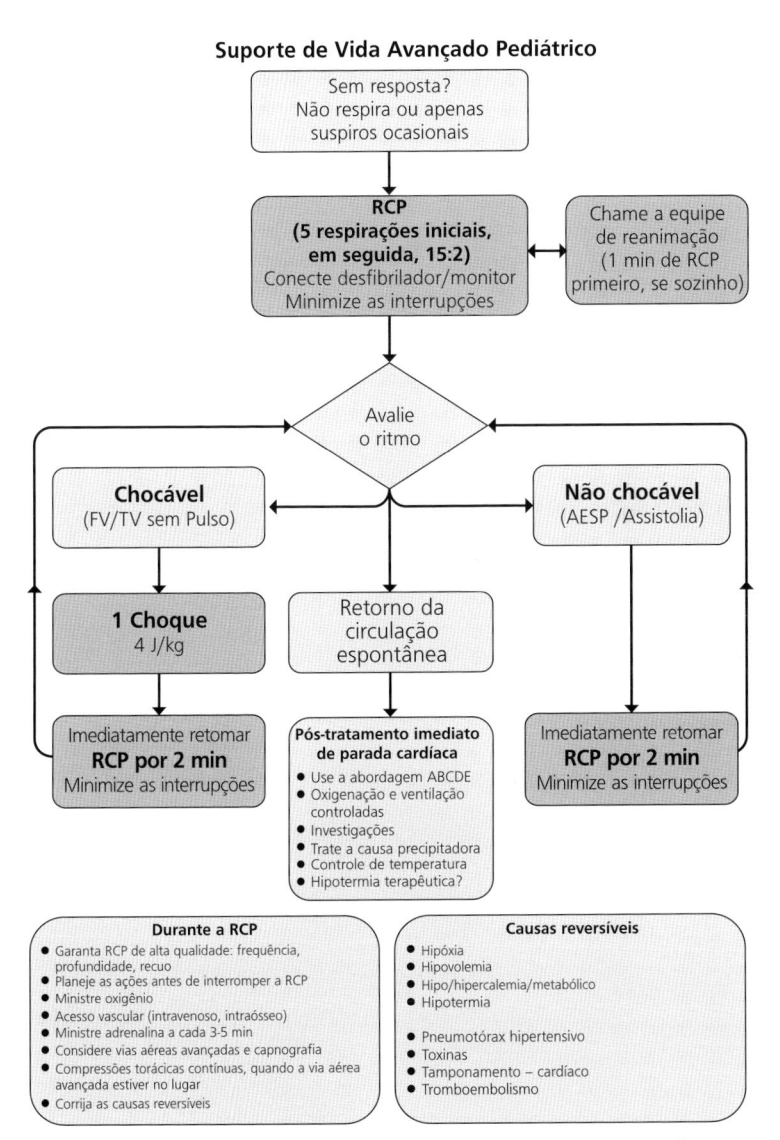

```
┌─────────────────────────┐
│    Sem resposta?        │
│ Não respira ou apenas   │
│  suspiros ocasionais    │
└───────────┬─────────────┘
            ▼
┌─────────────────────────┐      ┌──────────────────────┐
│         RCP             │      │  Chame a equipe      │
│ (5 respirações iniciais,│◄─────│  de reanimação       │
│    em seguida, 15:2)    │      │  (1 min de RCP       │
│ Conecte desfibrilador/  │      │  primeiro, se sozinho)│
│         monitor         │      └──────────────────────┘
│  Minimize as interrupções│
└───────────┬─────────────┘
            ▼
        ╱ Avalie ╲
        ╲ o ritmo╱
```

Chocável (FV/TV sem Pulso) → **1 Choque** 4 J/kg → Imediatamente retomar **RCP por 2 min** — Minimize as interrupções

Retorno da circulação espontânea → **Pós-tratamento imediato de parada cardíaca**
- Use a abordagem ABCDE
- Oxigenação e ventilação controladas
- Investigações
- Trate a causa precipitadora
- Controle de temperatura
- Hipotermia terapêutica?

Não chocável (AESP/Assistolia) → Imediatamente retomar **RCP por 2 min** — Minimize as interrupções

Durante a RCP
- Garanta RCP de alta qualidade: frequência, profundidade, recuo
- Planeje as ações antes de interromper a RCP
- Ministre oxigênio
- Acesso vascular (intravenoso, intraósseo)
- Ministre adrenalina a cada 3-5 min
- Considere vias aéreas avançadas e capnografia
- Compressões torácicas contínuas, quando a via aérea avançada estiver no lugar
- Corrija as causas reversíveis

Causas reversíveis
- Hipóxia
- Hipovolemia
- Hipo/hipercalemia/metabólico
- Hipotermia
- Pneumotórax hipertensivo
- Toxinas
- Tamponamento – cardíaco
- Tromboembolismo

Figura 11.6 Suporte de vida avançado pediátrico. Reproduzida com a gentil permissão do Resuscitation Council (UK).

11.9 Conclusão

A taxa de sucesso da reanimação no hospital, avaliada pelo número de pacientes que retornam para casa, continua a ser decepcionante. O pronto reconhecimento e a administração da parada são essenciais e, se ocorrer durante a anestesia, a causa deve ser identificada e tratada.

O rápido estabelecimento da ventilação dos pulmões com oxigênio e o acesso vascular são essenciais para a reanimação bem-sucedida.

Suas habilidades anestésicas muitas vezes fazem de você o líder natural da equipe de parada cardíaca.

Capítulo 12 **Hemorragia e transfusão de sangue**

12.1 Estimativa da perda de sangue

Cirurgias causam perda de sangue, e é da natureza dos cirurgiões sempre subestimar essa perda. Como anestesiologista você deve tentar avaliar com precisão a quantidade de sangue derramado e substituí-lo com uma solução intravenosa adequada. Existem quatro formas principais de estimar a perda de sangue (Quadro 12.1).

> **Quadro 12.1** Estimativa da perda de sangue
> - Observação clínica
> - Pesagem de compressas
> - Volume de sucção
> - Técnicas de diluição

Durante a cirurgia, um exercício útil é tentar adivinhar a quantidade de sangue perdido antes de verificar com a estimativa derivada da pesagem das compressas e medir o volume de sucção. Com a prática, seu palpite será razoavelmente preciso para um cirurgião conhecido. No entanto, não se deve confiar demais neste método, e ele pode ser irremediavelmente impreciso quando você começa a trabalhar com uma nova equipe cirúrgica.

Além do derrame cirúrgico, é importante lembrar que, em um trauma, os pacientes terão perda oculta em fraturas dos membros e pélvicas e lesões no peito ou abdominais.

A pesagem das compressas baseia-se no princípio de que 1 mL de sangue pesa cerca de 1 g. Uma compressa de 3 × 4 polegadas pesa 20 g quando seca e cerca de 35 g quando saturada. Esta diferença de 15 g representa cerca de 15 mL de sangue. Uma compressa de 18 × 18 polegadas contém cerca de 150 mL de sangue quando saturada. Três dessas compressas grandes cheias de sangue contêm cerca de 450 mL, o que é equivalente a uma unidade de sangue total.

O volume de fluido no aparelho de aspiração pode conter "fluido de lavagem" cirúrgico, além de sangue. Esta superestimativa é uma precaução útil, já que a quantidade de sangue nas cortinas cirúrgicas, na roupa dos cirurgiões e no chão não pode ser medida. Em uma grande cirurgia ela pode facilmente ser equivalente a 1-2 unidades de sangue.

Técnicas de diluição são raramente utilizadas na prática clínica, mas dependem da medição da concentração de hemoglobina no fluido de sucção para calcular a perda de sangue.

Os pacientes devem receber transfusões de acordo com variáveis cardiovasculares, em vez de confiar nas estimativas de perda de sangue. A frequência cardíaca, a pressão arterial e a pressão venosa central são guias óbvias, e a medição do hematócrito ou hemoglobina pode ser útil. Uma concentração de hemoglobina de 10 g/dL, ou um hematócrito de 30%, são muitas vezes considerados o limite inferior da distribuição adequada de oxigênio, mesmo quando o volume de sangue circulante e o débito cardíaco são mantidos. Embora esse limite seja arbitrário, nós descobrimos que ele é um guia útil e prático e transfundirá glóbulos vermelhos a menos que haja contraindicações óbvias. Valores de hematócrito mais baixos que 25% ou concentração de hemoglobina a 8 g/dL têm sido propostos, mas então há pouca reserva fisiológica, se uma perda de sangue mais rápida ocorrer.

Um sistema de economia de células é cada vez mais utilizado em grandes cirurgias para reduzir o uso de sangue homólogo.

12.2 Sangue e produtos do sangue

Armazenamento

Após a doação, o sangue é imediatamente resfriado a 4-6°C. Estes limites de temperatura devem ser rigidamente observados para preservar as hemácias e minimizar a multiplicação de contaminantes bacterianos casuais. O sangue do refrigerador deve ser usado no prazo de 30 minutos.

Uma unidade (500 mL) de sangue é recolhida para uma bolsa que contém 70 mL de uma solução de citrato, fosfato e dextrose (CPD). O plasma é comumente centrifugado para outra utilização. Os glóbulos vermelhos são, então, suspensos em uma solução de salina, glicose, adenina e manitol (SAG-M). A finalidade dos aditivos de armazenamento é mostrada no Quadro 12.2.

Quadro 12.2 Aditivos utilizados no armazenamento de hemácias

- Citrato: quelatos de cálcio
- Fosfato: mantém o ATP, reduz a hemólise e aumenta a sobrevivência das hemácias
- Solução salina: diminui a viscosidade de concentrados de hemácias
- Adenina: mantém o ATP, melhora a mobilidade das hemácias
- Glicose: energia para as hemácias, diminui a hidrólise do ATP
- Manitol: reduz a hemólise

O sangue total fica desprovido de plaquetas funcionais após 2-3 dias de armazenamento, e os fatores de coagulação V e VIII são reduzidos para 10% do normal dentro de 24 horas. Embora as quantidades adequadas dos fatores de coagulação I, II, VII, IX, X, XI, XII estejam presentes no sangue total, concentrados de hemácias não contêm praticamente nenhum fator de coagulação.

As concentrações de potássio sobem progressivamente no sangue armazenado e podem chegar a até 30 mmol/L após 3 semanas. Após a transfusão, os glóbulos vermelhos viáveis restabelecem o seu mecanismo de bombeamento iônico, e a captação intracelular do potássio ocorre rapidamente. O sangue de mais de 3 semanas de idade é ácido, com pH abaixo de 6,6, resultante principalmente do ácido láctico gerado pelo metabolismo das hemácias.

Preparações

Há cerca de 20 tipos diferentes de sangue e produtos de sangue disponíveis para uso adulto e pediátrico. Os principais deles, que são utilizados por anestesiologistas, são mostrados na Tabela 12.1.

Tabela 12.1 Produtos de sangue de uso comum

Sangue/produto de sangue	Volume (mL) por unidade	Temperatura de armazenamento (°C)	Prazo de validade
Sangue total	500	4-6	35 dias
Concentrados de hemácias	300	4-6	35 dias
Plasma fresco congelado	150	−30	1 ano
Concentrados de plaquetas	50	22	5 dias
Crioprecipitado	18	−30	1 ano

O plasma fresco congelado (PFC) contém todos os componentes dos sistemas de coagulação, fibrinolíticos e complementares. Além disso, ele também tem proteínas que mantêm a pressão oncótica, gorduras e carboidratos.

O crioprecipitado contém fator VIII e fibrinogênio.

O Beriplex é um complexo concentrado de protrombina humana utilizado para a correção de emergência da anticoagulação oral com varfarina. Ele aumenta os fatores II, VII, IX, X e a proteína C e proteína S inibidoras de anticoagulantes.

12.3 As complicações da transfusão de sangue

As complicações da transfusão de sangue incluem aquelas listadas no Quadro 12.3.

Quadro 12.3 Complicações da transfusão de sangue

- Físicas
  - sobrecarga circulatória
  - embolia (ar, microagregados)
  - hipotermia
- Imunológicas
  - pirogênica
  - hipersensibilidade tipo I
  - reações enxerto *versus* hospedeiro
- Bioquímicas
  - distúrbios ácido-base
  - hipercalemia
  - toxicidade do citrato
  - liberação prejudicada de oxigênio
- Infecciosas
- Reações hemolíticas transfusionais
- Coagulação intravascular disseminada

Físicas

A sobrecarga circulatória deve ser evitada por uma transfusão judiciosa de sangue de acordo com as variáveis cardiovasculares medidas, como a pressão arterial, a pressão venosa central e a frequência cardíaca. Uma embolia por ar pode ocorrer a partir de equívocos na administração de sangue, particularmente quando as bolsas estão sob pressão. Microagregados são os detritos de plaquetas e células brancas que são removidos pelo uso de filtros de sangue de 20-40 µm. Estes filtros são de tela ou profundidade em sua natureza. Uma transfusão reduzida de microagregados pode resultar em uma diminuição da incidência de reações febris não hemolíticas, lesões pulmonares menores e liberação de histamina. Filtros de profundidade causam impacto e absorção de microagregados e filtros de tela operam por interceptação direta dos microêmbolos. Filtros de sangue causam aumento da resistência ao fluxo de sangue, hemólise, ativação do complemento, e podem esgotar o sangue de quaisquer plaquetas viáveis remanescentes. Nós não acreditamos que o seu valor tenha sido provado e nunca os usamos.

Pacientes anestesiados têm a regulação da temperatura prejudicada e a transfusão rápida de sangue frio agrava a hipotermia. A importância de se aquecer o sangue durante a transfusão tem sido repetidamente demonstrada, e isso deve ser realizado em todas as ocasiões.

Imunológica

Reações febris a antígenos de células brancas ou aos produtos de polissacarídeos do metabolismo bacteriano podem ocorrer no receptor. Raramente, o sangue armazenado contém bactérias Gram-negativas. As proteínas plasmáticas são responsáveis por quaisquer reações anafiláticas ou alérgicas que aconteçam. Essas reações são raras, e variam de hipotensão severa a erupções cutâneas leves. Reações "enxerto *versus* hospedeiro" são causadas por sangue contendo linfócitos imunocompetentes incompatíveis com HLA dado a pacientes com imunossupressão. Uma febre pode-se desenvolver, e a doença pode ser fatal sem precauções adequadas de transfusão. A utilização de concentrados de hemácias empobrecidos em leucócitos é esperada para diminuir a incidência de complicações imunológicas.

Foi sugerido, mas não está provado, que pacientes com malignidade precisando de transfusão têm um maior risco de recorrência.

Bioquímica

A infusão rápida de grandes volumes de sangue armazenado pode resultar em acidose no receptor. É particularmente provável que isso ocorra se o fígado for incapaz de metabolizar o lactato e citrato por causa de uma perfusão hepática inadequada, hipotermia, ou até mesmo doença hepática. A acidose persistente diminui a função miocárdica. Uma melhora temporária do débito cardíaco muitas vezes acompanha a utilização de cloreto de cálcio intravenoso nestas circunstâncias, embora não haja nenhuma relação óbvia aos valores ionizados de cálcio no plasma. A restauração da função hepática normal geralmente corrige o problema.

A depleção de 2,3-difosfoglicerato (DPG) nas hemácias desloca a curva de dissociação de oxigênio para a esquerda e o oxigênio é libertado menos facilmente do sangue transfundido. Aditivos modernos têm melhorado a concentração de 2,3-DPG por até 14 dias, e 25% das células estão de volta à função normal em 3 horas e 50% em 24 horas após a transfusão.

Infecciosa

Todos os produtos do sangue, exceto albumina e gamaglobulina, podem transmitir doenças infecciosas. Hepatite B, C, sífilis e HIV são rastreados, mas citomegalovírus, malária, vírus de Epstein-Barr e parvovirose podem ser transmitidos pela transfusão.

Reações hemolíticas transfusionais

Reações hemolíticas e febris acontecem geralmente em decorrência de *erros* na administração clerical do sangue. No entanto, a incompatibilidade do grupo sanguíneo e do rhesus também pode resultar em graves reações hemolíticas. O sangue deve ser verificado por duas pessoas contra a pulseira de identidade do paciente. O nome do receptor, o número do hospital, o grupo sanguíneo e a data de validade do sangue devem ser verificados e assinados. Na prática, durante os trabalhos de emergência, muitas vezes não é possível que duas pessoas verifiquem o sangue e é, então, *imperativo que você lenta e deliberadamente verifique cada unidade*. Às vezes você tem a oportunidade de verificar todo o sangue antes da indução da anestesia.

Coagulação intravascular disseminada (CID)

A CID é a ativação generalizada da coagulação e sistemas fibrinolíticos, o que resulta na coagulação ao longo de todos os vasos. Ela tem muitas causas possíveis, mas pode ocorrer em 30% dos casos de transfusão maciça. Ela se apresenta principalmente como um distúrbio hemorrágico causado pela perda de plaquetas e fatores solúveis de coagulação (particularmente o fibrinogênio).

12.4 Transfusão de sangue maciça

Várias definições existem para este termo. Ele é normalmente definido em uma de três formas, com base no volume e velocidade de substituição:

- Administração aguda de mais de 1,5 vezes o volume de sangue estimado.
- Substituição do volume total de sangue do paciente por sangue armazenado em banco em menos de 24 horas.
- Administração aguda de mais de 50% do volume de sangue por hora.

Fórmulas para estimar o volume de sangue são mostradas no Quadro 12.4.

Quadro 12.4 Fórmulas de volume de sangue

• Neonato	90 mL/kg
• Bebês de 2 anos de idade	80 mL/kg
• Homem adulto	70 mL/kg
• Mulher adulta	60 mL/kg

Há uma tendência crescente no sentido de substituir todos os componentes do sangue em um estágio inicial. Isto significa que para cada duas unidades de sangue, deve-se considerar a substituição com um pacote de PFC e um *pool* de plaquetas. O objetivo é evitar uma coagulopatia, ao invés de ter que tratá-la.

Recomenda-se que, depois de uma transfusão de quatro unidades, um conjunto de testes básicos de rastreamento seja realizado para excluir a CID. A saber:

- Contagem de hemoglobina e plaquetas.
- Tempo de protrombina (TP) e tempo de tromboplastina parcial ativada (TTPA).
- Concentração de fibrinogênio no plasma.
- Produtos da degradação da fibrina.
- pH da gasometria arterial.

O diagnóstico de CID é feito observando a tendência:

- *Aumento*: TTPA, TP, produtos da degradação da fibrina.
- *Diminuição*: contagem de plaquetas, concentração de fibrinogênio.

A correção destas anormalidades é feita após consulta hematológica.

As anormalidades do TP e TTPA são normalmente corrigidas pela administração de PFC (4 unidades). Uma contagem de plaquetas baixa deve ser restaurada para acima de $100 \times 10^9/1$ por meio da administração de 6-8 unidades de plaquetas. Níveis baixos de fibrinogênio são tratados com crioprecipitado, apontando para um nível inferior a 1 g/L (normal 2-4,5 g/L). Se o paciente tem um pH arterial inferior a 7,2 e continua a sangrar, a administração de 50 mmol de bicarbonato (50 mL de solução a 8,4%) deve ser considerada. O fator recombinante ativado de VIIa pode também ser administrado, se a hemorragia continuar apesar da utilização de PFC, plaquetas e crioprecipitado.

Além de testes laboratoriais para medir a coagulação, como mostrado acima, testes "próximos ao paciente" também estão disponíveis. A tromboelastógrafo (TEG) fornece orientação rápida (resposta em 20-30 minutos) sobre o estado da cascata completa de coagulação.

12.5 Verificando o sangue para transfusão

Certifique-se que o sangue a ser transfundido é compatível com o paciente. Existem várias verificações para evitar que sangue incompatível seja dado aos pacientes (Quadro 12.5). Faça-as cuidadosamente.

Quadro 12.5 Verificações da transfusão de sangue

- Produto de sangue
  - verifique contra o rótulo e a etiqueta de compatibilidade e rastreabilidade
- Dados do paciente
  - certificar-se de que os elementos de identificação são os mesmos na pulseira de identidade, notas e na etiqueta de compatibilidade e rastreabilidade
  - número do hospital, nome, sobrenome, data de nascimento, sexo NA ANESTESIA GERAL CONFIRMAR TODOS OS SEGUINTES COM ATENÇÃO: O PACIENTE ESTÁ INCONSCIENTE E ERROS FATAIS DE INCOMPATIBILIDADE PODEM OCORRER
- Grupo sanguíneo
  - certifique-se que o ABO, grupo Rh D e o número de doação são os mesmos no rótulo do sangue e na etiqueta de compatibilidade e rastreabilidade

(Continua)

- Exigências especiais
  - radiação gama ou CMV soronegativo
- Mesma data de validade em todos os rótulos e etiquetas
- Inspecione o sangue antes do uso
  - vazamentos, evidência de hemólise, descoloração ou coágulos

12.6 Conclusão

Cirurgias resultam em perda de sangue. Você precisa saber como estimar esta perda, entender os produtos do sangue disponíveis e ser capaz de utilizar o monitoramento cardiovascular e hematológico para transfundi-los adequadamente.

Pense no sangue como qualquer outra droga potente que você vai administrar com frequência. Ele deve ser verificado cuidadosamente antes da utilização, ele pode salvar vidas, mas também tem efeitos secundários indesejados.

O maior desastre é dar o sangue errado ao paciente. É imperativo que o sangue seja verificado com relação à pulseira de identidade do paciente. **Nunca** verifique as bolsas de sangue apenas com o formulário de transfusão.

Capítulo 13 Reações anafiláticas

Apesar de pequenas reações alérgicas não serem incomuns em anestesia, reações anafiláticas graves são raras. O tratamento imediato, com ênfase no uso precoce de adrenalina (epinefrina), normalmente irá levar a um resultado bem-sucedido.

A anafilaxia é uma reação de hipersensibilidade generalizada ou sistêmica grave, com risco de vida. Histamina, serotonina e outras substâncias vasoativas são libertadas em resposta a uma reação mediada por IgE.

Uma reação anafilactoide resulta nas mesmas manifestações clínicas de uma reação anafilática, mas não é mediada por um anticorpo IgE sensibilizante. A exposição prévia a uma droga pode não ter ocorrido, mas muitas vezes indivíduos suscetíveis têm um histórico de alergias.

Cada anestesiologista deve conhecer e praticar um "exercício em anafilaxia". As manifestações clínicas de reações alérgicas graves são mostradas no Quadro 13.1.

Quadro 13.1 Sinais de graves reações alérgicas a medicamentos

- Prurido
- Vermelhidão
- Eritema
- Tosse na indução da anestesia
- Náuseas, vômitos e diarreia
- Angioedema
- Edema de laringe com estridor
- Broncospasmo com chiado
- Hipotensão
- Colapso cardiovascular – taquicardia ou bradicardia
- Coagulação intravascular disseminada
- Morte súbita

A incidência de anafilaxia está entre 1 em 10.000 e 1 em 20.000 anestesia. Ela ocorre mais comumente em mulheres do que em homens.

Manual de sobrevivência em anestesiologia

A maioria dos casos de anafilaxia que ocorre durante a anestesia é causada pelos bloqueadores neuromusculares. A alergia ao látex é cada vez mais comum, aparecendo tipicamente de 30 a 60 minutos após o início da cirurgia. Os antibióticos continuam a causar reações anafiláticas, e tem-se argumentado que eles devem sempre ser dados antes da indução da anestesia.

13.1 Tratamento

A gestão de uma reação anafilática deve ser considerada em duas etapas:

- Tratamento imediato.
- Tratamento secundário.

Tratamento imediato (Quadro 13.2)

Uma redução na resistência vascular periférica e perda de volume intravascular são as mudanças patofisiológicas iniciais. A terapia de fluidos é importante para a reanimação, e a medição da pressão venosa central pode ser necessária. No entanto, a prioridade é a adrenalina intravenosa.

Quadro 13.2 Anafilaxia – tratamento imediato

- Use a abordagem ABC e trabalhe em equipe
- Pare a administração da droga suspeita, se possível
- Peça AJUDA e anote a hora
- Pare a anestesia e a cirurgia, se possível. A inconsciência pode ser mantida com um agente inalatório
- Cuide das vias aéreas
- Dê *oxigênio a 100%* (considere intubação e ventilação)
- Dê *adrenalina* intravenosa (especialmente se houver broncospasmo):
  - 0,5-1 mL de 1:1 0.000 (50-100 μg)
  - 5-8 μg/min, se uma terapia prolongada for necessária
  - crianças 1 μg/kg
- Repita o *bolus* de adrenalina, se necessário
- Comece a reposição de volume intravascular por coloide ou cristaloide 10 mL/kg
- Considere a reanimação cardiopulmonar
- Transfira o paciente para a área de cuidados críticos adequada

Tratamento secundário (Quadro 13.3)
Instalações de terapia intensiva podem ser necessárias. A consciência pode ocorrer e deve ser evitada.

> **Quadro 13.3** Anafilaxia – tratamento secundário
> - Broncospasmo resistente à adrenalina. Considere:
>   - salbutamol por via intravenosa com dose de ataque de 250 µg e 5-20 µg/min de manutenção, ou
>   - aminofilina 4-8 mg/kg durante 20 minutos
> - Broncospasmo e/ou colapso cardiovascular. Considere:
>   - hidrocortisona intravenosa 200 mg, ou
>   - metil prednisolona 2 g
> - Anti-histamínicos. Considere:
>   - clorfeniramina intravenosa 10 mg diluída, administrar lentamente
> - Após 20 minutos e acidose grave presente. Considere:
>   - bicarbonato de sódio (25-50 mL 8,4%)
> - infusões de catecolame. Considere:
>   - adrenalina a 5 mg em 500 mL (10 µg/mL) à taxa de 10-85 mL/h, ou
>   - adrenalina a 4 mg em 500 mL (8 µg/mL) à taxa de 25-100 mL/h
> - Considere a coagulopatia: teste de coagulação
> - Gasometria para oxigenação e grau de acidose
> - Não extubar até que a via aérea esteja segura

13.2 Investigações

Depois de uma reação alérgica grave a medicamentos, o paciente deve ser investigado a fundo e tanto o paciente quanto o médico de clínica geral devem ser informados dos resultados. Isso é geralmente realizado em consulta com um imunologista clínico. As investigações normalmente acontecem na seguinte ordem:

1. Exames de sangue para confirmação da reação alérgica.
2. Histórico anestésico completo.
3. Testes cutâneos.
4. Relatórios do paciente: cartão de risco, pulseira MedicAlert.

Na hora da reação, e 1, 2 e 24 horas mais tarde, amostras de sangue em série (5-10 mL de sangue) são colhidas e examinadas para triptase (uma protease neutra liberada de mastócitos), ativação do complemento e concentrações de anticorpos IgE. Elas irão confirmar que uma reação ocorreu, mas não identificará o agente causador.

Certifique-se de colaborar com a equipe do laboratório do hospital: as amostras são preciosas.

Depois de um histórico médico completo e um intervalo de, pelo menos, 4 semanas, um "teste cutâneo" é realizado. Isso identifica corretamente a maioria dos agentes causadores. Um equipamento completo de reanimação deve estar disponível, e protocolos detalhados foram descritos, indicando diluições apropriadas dos fármacos e a utilização de soluções de controle.

O caso deverá ser relatado à MHRA (Agência Reguladora de Medicamentos e Produtos de Saúde) no Reino Unido. O paciente deve ser acompanhado por um registro escrito da reação e um cartão de risco anestésico ou uma pulseira MedicAlert.

13.3 Conclusão

A anafilaxia com risco de vida é uma complicação rara da anestesia.

O conhecimento do tratamento imediato e secundário deve ser aprendido durante os primeiros meses de treinamento.

A base do tratamento imediato é a adrenalina intravenosa.

Lembre-se:

ANAFILAXIA = ADRENALINA (EPINEFRINA)

Capítulo 14   Hipertermia maligna

A hipertermia maligna (HM) é uma complicação rara da anestesia geral que resulta de um aumento anormal no metabolismo muscular em resposta a todos os potentes agentes inalatórios e o succinilcolina. Existe muitas vezes um histórico familiar de morte ou grandes problemas associados à anestesia, e o gene é herdado como um autossômico dominante. Mesmo com a disponibilidade de uma droga terapêutica específica, o dantrolenol, ainda ocorrem mortes por HM, principalmente por causa de uma falha em reconhecer o aparecimento da síndrome. Se você tiver sorte, você nunca vai ver um paciente com HM, mas sabemos de um anestesiologista que induziu HM em três pacientes no prazo de 5 anos! A principal razão pela qual esta rara síndrome provoca tanta atenção é porque, como a anafilaxia, ela é uma daquelas ocasiões em que uma droga anestésica pode matar o paciente.

O defeito primário na HM está na homeostase do cálcio dentro do retículo sarcoplásmico do músculo esquelético. Aumentos anormais na concentração de íons de cálcio ocorrem pela exposição a agentes desencadeantes, e essa alteração bioquímica resulta em acidose, produção de calor e rigidez muscular.

As estimativas da incidência de HM variam, mas um valor de 1 em 100.000 é vulgarmente citado. Este valor representa a prática típica em um hospital geral distrital, mas há um aumento da incidência nos seguintes grupos:

- Homens.
- Crianças e adultos jovens.
- Pacientes com distúrbios osteomusculares congênitos.

Assim, se você trabalha em um grande centro ortopédico, que realiza cirurgias de escoliose em adolescentes, você está mais propenso a encontrar o problema.

É útil tentar identificar a HM antes da cirurgia, observando os seguintes pontos:

- Histórico familiar de problemas ou de morte súbita associada à anestesia geral.
- Aumento na concentração da creatinoquinase (CK) circulante.
- Testes *in vitro* de biópsia muscular à cafeína e halotano.

Infelizmente, as concentrações circulantes de CK são de uso limitado. Elas podem ser normais em pacientes suscetíveis a HM, e existem muitas outras causas para uma concentração aumentada de CK. No entanto, se houver um histórico familiar de HM e o paciente tem uma CK anormalmente elevada sem causa óbvia, é provável que eles sejam suscetíveis a HM. Em testes *in vitro* de uma biópsia muscular são, atualmente, o método mais preciso de diagnosticar HM, mas eles são realizados apenas em centros especializados. O paciente é descrito como HMS (suscetível), HMN (normal), ou HME (equívoco). HME significa que eles respondem positivamente ao halotano ou à cafeína, mas não a ambos.

O HM é desencadeado por todas as drogas anestésicas voláteis e pela succinilcolina. A resposta à administração de succinilcolina na indução da anestesia é anormal em alguns pacientes suscetíveis a HM. Em vez das usuais fasciculações seguidas de relaxamento muscular, existem fasciculações vigorosas com incapacidade de relaxar e, em particular, espasmo do músculo masseter. Esse espasmo dificulta abrir a boca, e assim a intubação traqueal pode ser um problema. A ocorrência de espasmo do músculo masseter deve ser tratada como um importante indicador de prognóstico de possível suscetibilidade a HM (cerca de 50%).

A gestão é realizada como mostrado abaixo:

1. Peça AJUDA.
2. Suspenda a anestesia.
3. Não dê agentes voláteis.
4. Cirurgia eletiva: suspender a cirurgia e monitorar o paciente.
5. Cirurgia de emergência:
   - Seguir os conselhos.
   - Observar o paciente.
   - Utilizar técnicas "seguras" (ver Seção 14.3).
   - Preparar-se para tratar a HM.
   - Realizar gasometria arterial precoce e regularmente.

A principal característica é *não administrar agentes voláteis potentes*. A succinilcolina sozinho geralmente resulta em uma HM relativamente leve e autolimitante, enquanto a combinação de succinilcolina com um anestésico volátil é um gatilho potente.

14.1 Apresentação

Não há sinais evidentes do início da HM, a não ser uma resposta anormal a succinilcolina. Os principais sinais clínicos são apresentados no Quadro 14.1.

> **Quadro 14.1** Sinais clínicos da hipertermia maligna (HM)
> - Resposta anormal à succinilcolina (espasmo do músculo masseter)
> - Taquicardia (possivelmente arritmias)
> - Taquipneia
> - Maior uso de cal sodada
> - Cianose periférica
> - Rigidez muscular
> - Paciente quente

A circulação periférica é frequentemente diminuída na HM, decorrente do acentuado aumento na secreção de catecolaminas, então não espere até que a testa fique quente – isso pode nunca acontecer! Os sinais metabólicos da HM são mais evidentes e refletem o estímulo maciço do metabolismo muscular (Quadro 14.2).

> **Quadro 14.2** Sinais metabólicos da hipertermia maligna
> - Acidose
>   - aumento da produção de CO_2
>   - maior produção de ácido lático
> - Hipercalemia
> - Hemoconcentração
> - Hiperglicemia
> - Hipoxemia
> - Hipertermia

O sinal objetivo mais precoce do início da HM é o aumento da produção de CO_2, como mostrado por um aumento da concentração de CO_2 ao final da expiração com capnografia. A temperatura corporal não é um sinal confiável, a não ser que uma boa estimativa da temperatura central esteja disponível (não retal). As alterações metabólicas fornecem a base para a confirmação do diagnóstico suspeito. A gasometria deve ser realizada, e na HM estabelecida ela vai mostrar uma acidose grave, tanto respiratória como metabólica e, muitas vezes, hipercaliemia.

Uma vez que o diagnóstico de HM tenha sido confirmado, o tratamento correto deverá ser iniciado imediatamente.

14.2 Tratamento

O tratamento da HM pode ser considerado uma terapia específica com dantrolene e de suporte geral (Quadro 14.3).

> **Quadro 14.3** Plano global da gestão para hipertermia maligna
> - Tratamento específico
>   – dantrolene
> - Terapia geral de apoio
>   – acidose
>   – hipercalemia
>   – hemoconcentração
>   – arritmias
>   – hipertermia

O dantrolene deve ser administrado imediatamente. As seguintes orientações foram consideradas eficazes:

1. Interromper agentes voláteis e terminar a cirurgia, se possível.
2. Hiperventilar com O_2 a 100% (2-3 vezes o volume minuto). Usar opioide + benzodiazepínico para manter a inconsciência, ou infusão de propofol.
3. Corrigir a acidose metabólica (pelo menos 100 mmol de bicarbonato).
4. Dantrolene 1 mg/kg por via intravenosa a cada 10 min até a HM estar controlada.
   Avaliar a terapia por:
   - Gasometria.
   - Taquicardia.
   - Rigidez muscular.
   - Temperatura.
5. Estabelecer um acompanhamento adequado.
6. Corrigir hipercalemia e hidratar.
7. Tratar a taquicardia grave (pequena dose de betabloqueador).
8. Baixar a temperatura, se necessário (bebês e crianças apenas).
9. Induzir diurese quando reidratado.
10. Observar com cuidado por 24 horas (UTI).

O dantrolene é difícil de dissolver e pode levar muito tempo para formar uma solução. Uma vez que esteja em suspensão, use-o. Felizmente, o dantrolene funciona rapidamente, e 1 mg/kg é muitas vezes suficiente para parar o hipermetabolismo dentro de poucos minutos. A maioria dos pacientes requere uma dose total de apenas 1-2 mg/kg.

Não perca tempo baixando a temperatura do paciente a menos que seja um bebê ou criança; a termogênese cessará assim que a HM for controlada.

14.3 Anestesia para pacientes suscetíveis à HM

É muito mais fácil gerenciar a HM se você está ciente do problema antes da anestesia. A técnica "segura" significa evitar os potentes agentes voláteis e a succinilcolina e usar um equipamento de anestesia "limpo". Isto é obtido pela remoção dos vaporizadores, trocando todas as traqueias descartáveis e, em seguida, purgando o equipamento com 10 litros de O_2 durante 10 minutos. Pode ser usada a anestesia regional ou geral (Quadro 14.4).

Quadro 14.4 Anestesia na suspeita de hipertermia maligna

- Anestesia regional
  - todas as drogas seguras
- Anestesia geral
  - pré-medicação: benzodiazepínicos, opioides
  - indução: todas as drogas intravenosas são seguras
  - bloqueio neuromuscular: todas as drogas não despolarizantes são seguras
  - manutenção: N_2O-O_2 – anestesia intravenosa total

Um monitoramento completo deve ser empregado – capnografia, consumo de oxigênio, medição de temperatura e, muitas vezes, a medição intravascular da pressão arterial e da pressão venosa central.

14.4 Conclusão

A hipertermia maligna não é fácil de diagnosticar. Embora seja rara, a possibilidade de HM deve ser considerada se você encontrar um inesperado aumento na emissão de CO_2, taquicardia ou taquipneia durante a anestesia. O diagnóstico é confirmado pela análise dos gases arteriais.

O dantrolene é eficaz se administrado de forma precoce. Saiba onde ele é mantido na sala de operações – um dia você pode precisar dele urgentemente.

Capítulo 15 Toxicidade dos anestésicos locais

Anestésicos locais são utilizados para fornecer analgesia intra e pós-operatória. No intraoperatório eles podem ser usados como o único analgésico para a cirurgia, mas eles são normalmente administrados com sedação ou em combinação com anestesia geral.

A lidocaína e a bupivacaína são as drogas anestésicas locais mais populares. A ropivacaína e a L-bupivacaína (levobupivacaína) também estão disponíveis e têm popularidade variável. A escolha da droga depende da rapidez de início, da quantidade total de droga necessária e da duração necessária da ação. As características das drogas comumente utilizadas são mostradas na Tabela 15.1.

Tabela 15.1 Características das drogas anestésicas locais

		Dose máxima	
Agente	Duração (h)	Pura (mg/kg)	Com adrenalina (mg/kg)
Lidocaína	1-3	3	7
Bupivacaína	1-4	2	2
L-Bupivacaína ou Levobupivacaína	2-6	2	2
Ropivacaína	1-6	3	3

A adrenalina (epinefrina) é por vezes adicionada ao agente anestésico local para prolongar a sua duração da ação, e para diminuir a vascularização do campo operatório (p. ex., na cirurgia da tiroide). Ela não deve ser utilizada na proximidade de arteríolas terminais ou artérias, já que uma fonte adequada de suprimento arterial não está disponível para perfundir tecidos distais, e irá ocorrer uma isquemia. As recomendações para o uso seguro da adrenalina estão listadas no Quadro 15.1.

> **Quadro 15.1** Recomendações para o uso seguro da adrenalina em soluções de anestésico local
>
> - Sem hipóxia
> - Sem hipercarbia
> - Cuidado com agentes voláteis arritmogênicos
> - Concentração de ≤ 1:200.000
> - Volume inferior a 20 mL de 1:200.000 em 10 min
> - Dose total inferior a 30 mL/h

Ocasionalmente, o anestesiologista é responsável pela supervisão da preparação de uma solução de adrenalina de 1:200.000. As diluições de adrenalina comumente disponíveis são 1:1.000 e 1:10.000. Portanto, ou:

1 mL de 1:10.000 de adrenalina diluída para um volume total de
20 mL = solução de 1:200.000

ou

0,1 mL de 1:1.000 de adrenalina diluída para um volume total de
20 mL = solução de 1:200.000

O primeiro é mais preciso, já que medir 0,1 mL não é fácil. Um cálculo similar ao descrito no Capítulo 11 mostra que 1 mL de solução de adrenalina a 1:200.000 contém 5 μg de adrenalina.

15.1 O que o termo "porcentagem" significa?

Anestésicos locais vêm em frascos que mostram a concentração percentual contida neles. A palavra "porcentagem" significa gramas em 100 mL. A dose máxima de anestésico local pode ser calculada como se segue. Por exemplo, se você estiver usando 1% de lidocaína pura em um paciente de 80 kg:

1% = 1 grama em 100 mL, que é
1.000 mg em 100 mL, que é
10 mg em 1 mL

A dose máxima de lidocaína é de 3 mg/kg (Tabela 15.1), de modo que o paciente pode ter um total de 3 × 80 mg = 240 mg. Já que isso é 10 mg/mL a dose total é de 24 mL de lidocaína pura a 1%. Cálculos semelhantes podem ser feitos para outras concentrações.

A dose máxima não deverá ser excedida quando essas drogas são utilizadas por via subcutânea, já que pode ocorrer intoxicação. A administração de anestésicos locais acidentalmente nas veias ou artérias também irá causar toxicidade anestésica.

A toxicidade é rara, mas dois dos autores induziram convulsões em pacientes durante a injeção de anestésicos locais. A toxicidade pode ser leve ou grave.

15.2 Sinais e sintomas da toxicidade leve

Os sinais da toxicidade leve são mostrados no Quadro 15.2. Um paciente com intoxicação leve deve ser cuidadosamente observado caso ocorra uma toxicidade grave. Interrompa a administração da droga e monitore o paciente com um ECG. Sintomas leves geralmente desaparecem rapidamente quando a administração da droga cessa, mas poderia se desenvolver uma intoxicação grave.

> **Quadro 15.2** Sinais de toxicidade leve do anestésico local
>
> - Ansiedade
> - Inquietação
> - Náuseas
> - Zumbido nos ouvidos *(tinnitus)*
> - Formigamento perioral
> - Tremor
> - Taquipneia

15.3 Sinais e sintomas da intoxicação grave

Os sinais da intoxicação grave (Quadro 15.3) podem ocorrer no momento da injeção do anestésico local, mas também até 20 minutos após a droga ter sido injetada. Cirurgiões podem inadvertidamente causar intoxicação ao executar operações sob anestesia local ou ao injetar anestésicos locais no final da cirurgia. Os anestesiologistas podem causar intoxicação ao complementar a analgesia epidural de forma inadequada e ao realizar bloqueios nervosos específicos. É importante lembrar que os efeitos cardíacos tóxicos dos anestésicos locais, especialmente a bupivacaína, são muito difíceis de reverter e é necessário fazer o tratamento prolongado de um paciente com intoxicação por anestésico local.

> **Quadro 15.3** Sinais de grave intoxicação do anestésico local
>
> - Alteração súbita no estado mental com agitação ou perda de consciência, com ou sem convulsões tônico-clônicas
> - Colapso cardiovascular
>   - bradicardia sinusal
>   - bloqueios de condução
>   - arritmias ventriculares
>   - assistolia

15.4 Tratamento da intoxicação por anestésico local grave

Intralipídios devem ser armazenados no centro cirúrgico e você deve saber onde eles estão. O tratamento imediato da intoxicação é mostrado nos Quadros 15.4, 15.5 e 15.6.

Quadro 15.4 Tratamento imediato da intoxicação grave por anestésico local

- Parar de injetar o anestésico local
- Pedir ajuda
- Manter vias aéreas com oxigênio a 100%
- O anestesiologista pode precisar intubar a traqueia para proteger a via aérea
- Acesso intravenoso
- Controle de convulsões por diazepam *bolus* 5 mg, tiopental, propofol ou magnésio 4 g, lentamente
- Monitorar a estabilidade cardiovascular

Quadro 15.5 Tratamento de intoxicação grave por anestésico local sem parada circulatória

- Tratar hipotensão, bradicardia e arritmias convencionalmente
- Considerar emulsão lipídica intravenosa
  - iniciar a infusão intravenosa de emulsão de lipídos a 20% a 15 mL/kg/h
  - aumentar para 30 mL/kg/h, após 5 min se houver instabilidade cardiovascular ou clínica
  - não exceder uma dose total de 12 mL/kg
- Propofol não é um substituto
- A lidocaína não deve ser administrada para tratar arritmias

---

Quadro 15.6 Tratamento da parada cardíaca associada à injeção de anestésico local

- Iniciar RCP (reanimação cardiovascular) de acordo com as diretrizes
- Tratar arritmias utilizando as mesmas orientações; elas podem ser refratárias ao tratamento
- Uma ressuscitação prolongada pode ser necessária
- Tratar com emulsão lipídica
  - *bolus* intravenoso intralipídico a 20% 1,5 mL/kg ao longo de 1 min
  - repetir este *bolus* 2 vezes em intervalos de 5 min
  - um máximo de três doses pode ser dado
- A recuperação da parada cardíaca pode levar 1 hora
- Se estiver disponível, a circulação extracorpórea pode ser necessária

O sucesso depende do diagnóstico imediato e do tratamento prolongado do paciente. O acompanhamento inclui a transferência para uma área de cuidados intensivos até que a recuperação tenha ocorrido. Testes para excluir a pancreatite iatrogênica devem ser realizados durante 2 dias.

15.5 Conclusão

A toxicidade por anestésico local é rara, mas pode matar! Conheça as doses seguras das drogas, aspire antes da injeção para evitar a administração intravascular, e administre todos os anestésicos locais lentamente. A ressuscitação, se ocorrer uma intoxicação grave, pode levar várias horas.

Capítulo 16   Estridor – obstrução das vias aéreas superiores

O estridor agudo é uma emergência com risco de morte. Ele geralmente ocorre em crianças, mas ocasionalmente é encontrado em adultos. A total obstrução das vias aéreas superiores pode ocorrer rapidamente, e a mudança de obstrução parcial para total é muitas vezes imprevisível. A obstrução das vias aéreas superiores conduzirá a fadiga e a insuficiência respiratória, se deixada sem tratamento, e a obstrução prolongada das vias aéreas pode resultar em um edema pulmonar.

As causas mais comuns de obstrução das vias aéreas são mostradas no Quadro 16.1. O laringospasmo e o edema pós-intubação são considerados no Capítulo 18.

Quadro 16.1 Causas mais comuns de obstrução das vias aéreas superiores

- Congênita
- Adquirida
    - infecciosa
        - laringotraqueobronquite (crupe)
        - epiglotite
    - traumática
        - queimaduras/inalação de fumaça
        - inalação de corpo estranho
        - laringospasmo/edema pós-intubação
    - neoplásica

16.1 Apresentação clínica

O estridor inspiratório ocorre quando a obstrução está na altura ou acima do anel cricoide. No estridor expiratório, sibilos e hiperinsuflação torácica são encontrados com uma obstrução intratorácica mais abaixo (p. ex., corpo estranho).

O estridor é visto inicialmente quando há esforço, mas, à medida que a obstrução piora, ele ocorre em repouso. As crianças muitas vezes preferem sentar-se, e há hiperextensão do pescoço, em um esforço para evitar o colapso das vias aéreas. Ocorre recessão do tórax e utilização dos músculos acessórios da respiração. A dificuldade em engolir saliva resulta em salivação excessiva. Há uma perda gradual de interesse nos arredores e também uma redução do nível de consciência (Quadro 16.2).

Quadro 16.2 Sintomas e sinais de obstrução das vias aéreas superiores
- Tipo de estridor: inspiração/expiração
- Tosse forte
- Rouquidão
- Recessão do tórax
- Uso da musculatura acessória
- Posição sentada e inclinada para frente
- Irritação nasal
- Hiperextensão do pescoço
- Salivação
- Taquicardia
- Taquipneia
- Cianose
- Apatia
- Rebaixamento do nível de consciência

16.2 Diagnóstico

Um histórico conciso e pertinente com exames repetidos e frequentes da criança devem ser elaborado. Um histórico de vacinação contra *Haemophilus influenzae* tipo b (Hib) faz da epiglotite um diagnóstico improvável, mas não impossível. A observação tranquila da criança a distância muitas vezes fornece todas as informações necessárias. Uma radiografia torácica raramente é necessária e *deve ser feita apenas* na unidade de terapia intensiva, já que meios de ressuscitação apropriados devem estar disponíveis. Isso geralmente exclui o departamento de radiologia durante a noite.

Examinar uma criança é difícil e pode não ser confiável. O esgotamento acontece rapidamente. A cianose é muitas vezes difícil de detectar e é uma indicação para a transferência urgente para uma unidade de terapia intensiva. As crianças também devem ser avaliadas quanto à quantidade de estridor, retração esternal, taquipneia e taquicardia.

A oximetria de pulso (mais de 94% de saturação de ar) pode confirmar a oxigenação adequada, mas a gasometria é inútil. Ela certamente perturbará a criança, agravará a situação e poderá atrasar o tratamento. Se você tem alguma dúvida sobre a gravidade da obstrução, admita a criança na unidade de terapia intensiva e acompanhe a criança você mesmo.

Laringotraqueobronquite (crupe)

A crupe afeta o trato respiratório todo, mas o edema das regiões glótica e subglótica provoca a obstrução das vias aéreas. A etiologia é:

- Parainfluenza viral, sincicial respiratória, pneumonia micoplásmica.
- Bacteriana.
- Espasmódica.

A criança (idade média de cerca de 18 meses), geralmente tem um histórico de infecção do trato respiratório superior com febre moderada por 48 horas antes do início do estridor.

O estridor é frequentemente pior à noite, e estridor em repouso é uma indicação para internação.

Os princípios do tratamento são:

1. Hidratação adequada.
2. Paracetamol a 15 mg/kg a cada 6 horas.
3. Adrenalina nebulizada (epinefrina) 0,5 mL/kg 1:1.000 (máximo 5 mL) a cada 1-4 horas, dependendo da gravidade. Monitore com ECG.
4. A piora da respiração, redução do nível de consciência e falta de resposta à adrenalina é uma indicação para a intubação traqueal.
5. Esteroides diminuem o tempo de intubação.

A traqueíte bacteriana, geralmente causada por *Staphylococcus aureus*, requer tratamento com antibiótico (p. ex., cefotaxima 50 mg/kg a cada 6 horas). O crupe espasmódico ocorre subitamente durante a noite sem uma infecção preexistente. Há uma resposta drástica à adrenalina nebulizada, e a dexametasona 0,6 mg/kg também é eficaz.

Epiglotite

É causada principalmente por infecção pelo *Haemophilus influenzae* tipo b e ocorre no grupo de 2 a 7 anos de idade.

A incidência diminuiu drasticamente desde que os programas de vacinação foram implementados. A história é geralmente curta. Há febre alta, mal-estar, disfagia, disfonia, tosse ausente, e o estridor tem uma qualidade única, de ronco em tom baixo. A criança vai sentar-se com a boca aberta. Deve ser iniciada a terapia com antibióticos e, se houver um elevado risco de obstrução, uma via aérea artificial deve ser inserida. Se a obstrução completa ocorrer antes da intubação, a ventilação manual é normalmente possível, apesar das estruturas edematosas.

Corpo estranho

Alguns corpos estranhos passarão para dentro dos brônquios, geralmente o direito, mas outros se alojarão na laringe, causando obstrução e risco de parada hipóxica. O Conselho de Ressuscitação Europeu recomenda o seguinte tratamento:

- *Bebês com menos de 1 ano:* cinco golpes nas costas entre as escápulas com a cabeça mais baixa que o tronco e a criança em posição prona. Se isso não funcionar, cinco compressões torácicas com a criança em posição supina podem ser dadas.
- *Crianças de mais de 1 ano:* se o procedimento acima não for bem-sucedido, então compressões abdominais com a criança em posição supina (manobra de Heimlich) podem ser realizadas.

Em uma situação de risco de vida, um corpo estranho na área de laringe pode ser removido sob visão direta utilizando um laringoscópio e pinça tipo de Magill. Isso deve ser tentado apenas por um anestesiologista experiente.

16.3 Manejo da intubação

Se uma criança está se deteriorando, ou não responde ao tratamento, deverá ser realizada uma intubação traqueal para contornar a obstrução.

Os princípios da gestão são os seguintes:

1. Peça AJUDA: um *anestesiologista experiente* é necessário.
2. Um cirurgião otorrinolaringologista deve estar presente, se possível. Traqueostomia.
3. Transfira a criança para a sala de operações/unidade de terapia intensiva.
4. Supervisione a transferência e tenha o equipamento de reanimação.
5. Mantenha os pais presentes e informados.
6. Induza a anestesia por via inalatória: oxigênio e sevoflurano.
7. Insira catéter venoso *após* a indução.
8. Administre atropina 20 µg/kg por via intravenosa.
9. Monitore completamente.
10. Tenha todos os tamanhos de tubos traqueais – menor do que o esperado para a idade.
11. Proteja e fixe o tubo traqueal seguro. Mude para via nasal.
12. Transfira da sala de operações para a unidade de terapia intensiva, se necessário.
13. Administrar sedativos à criança.
14. Umidifique os gases inspirados.
15. Mantenha uma boa higiene da via aérea.

É importante não perturbar a criança, já que isso pode precipitar a obstrução total da via aérea, e por esta razão o acesso venoso não deve ser tentado até a indução da anestesia.

Um princípio de anestesia que é *absoluto* é que drogas bloqueadoras neuromusculares *não* devem ser usadas se houver dúvidas sobre a permeabilidade das vias aéreas superiores (capacidade para ventilar os pulmões) ou a facilidade da intubação. Se for impossível ventilar e intubar um paciente, ele/ela morrerá de hipóxia se estiver bloqueado/a. Nesta situação a intubação traqueal deverá ser realizada utilizando técnicas anestésicas locais ou anestesia inalatória. Se uma técnica de inalação é usada, é imperativo que a intubação não seja tentada até que uma anestesia profunda tenha sido alcançada. Em alternativa, a via aérea pode ser protegida por uma traqueostomia ou punção cricotireóidea. Em crianças com obstrução das vias aéreas superiores, a anestesia inalatória é o melhor método a ser escolhido, e isso pode levar até 15 minutos.

A atropina é dada para bloquear a bradicardia, que pode ocorrer durante a intubação. Não se deve permitir extubação acidental, pois isso provoca muita excitação entre os membros da equipe! Ele deve ser bem fixado para evitar que uma criança alerta o tire de forma inesperada – as crianças são muitas vezes sedadas.

O tubo traqueal pode ser removido quando a criança se recuperou da infecção e existe um vazamento em torno do tubo, o que indica que o edema diminuiu.

16.4 Conclusão

O estridor é uma emergência médica que necessita da assistência de um anestesiologista experiente. Um residente deve conhecer os princípios da manutenção da função respiratória nesta situação. Se você tem alguma dúvida sobre a gravidade da obstrução, transfira a criança para uma unidade de terapia intensiva e acompanhe ele ou ela durante a transferência. Fique calmo – você está lidando com uma criança assustada, pais muito preocupados e um pediatra que muitas vezes sabe menos sobre uma via aérea obstruída do que você.

Capítulo 17 **Pneumotórax**

O pneumotórax é a presença de ar no interior da cavidade pleural. Para que isso ocorra, uma comunicação deve estar presente entre a cavidade pleural com a árvore traqueobrônquica ou com a atmosfera por um defeito na parede torácica. As principais causas são mostradas no Quadro 17.1.

Quadro 17.1 Causas de pneumotórax
- Espontânea
  - asma
  - síndrome de Marfan
- Iatrogênica
  - catéteres venosos centrais
  - cirurgia (p. ex., nefrectomia)
- Traumática
  - costelas fraturadas
  - outro trauma torácico

Uma emergência surge quando um *pneumotórax hipertensivo* se desenvolve. É mais provável que isso ocorra quando a ventilação de pressão positiva intermitente é aplicada aos pulmões de pacientes com os seguintes problemas:

- Pneumotórax espontâneo não diagnosticado.
- Enfisema.
- Bolhas no pulmão.
- Asma.

É importante lembrar que *todos* os pacientes têm potencial para desenvolver um pneumotórax durante a anestesia. A situação é exacerbada pelo fato de que o óxido nitroso difunde-se rapidamente em espaços cheios de gás e, assim, aumenta o tamanho de qualquer pneumotórax.

Em um pneumotórax de hipertensivo, o ar que entra na cavidade pleural é incapaz de retornar para o pulmão e aumenta a pressão no hemitórax, causando o colapso do pulmão. O mediastino é deslocado através da linha média, diminuindo o retorno venoso e impedindo o débito cardíaco, com ventilação diminuída para o outro pulmão. Esta combinação de importantes mudanças fisiológicas é potencialmente letal.

O diagnóstico não é fácil, mas deve ser suspeitado quando os sinais mostrados no Quadro 17.2 ocorrem durante ou logo após a anestesia.

Quadro 17.2 Sinais de pneumotórax em anestesia

- Cianose inexplicável
- Esforço respiratório, síbilos
- Peito "silencioso" na ausculta
- Dificuldade com a ventilação
- Altas pressões nas vias aéreas
- Mudança súbita na pressão das vias aéreas
- Taquicardia
- Hipotensão

17.1 Tratamento

Se o tempo permitir, uma radiografia do tórax em expiração irá confirmar o diagnóstico. O ultrassom também pode ser utilizado. O óxido nitroso deve ser interrompido. Um dreno do tórax deve ser inserido. Em uma situação com risco de vida, um catéter calibre 14 G deve ser inserido na cavidade pleural para aliviar o pneumotórax hipertensivo. Isto deve, então, ser ligado a um sistema de drenagem subaquática.

O dreno do tórax é inserido no segundo espaço intercostal na linha hemiclavicular ou quinto espaço intercostal na linha média axilar. É importante inserir o tubo através de um espaço intercostal *alto*.

Um autor conseguiu colocar um dreno do tórax do lado direito usando a rota trans-hepática, que estava associada a uma perda de sangue espetacular. A cirurgia imediata salvou o paciente. As características importantes da inserção de um dreno torácico são apresentadas abaixo:

1. Use técnica asséptica.
2. Se o paciente não está anestesiado, injete um anestésico local desde a pele até o periósteo.
3. Faça uma incisão horizontal de 2-3 cm.
4. Faça uma dissecção romba através dos tecidos até que esteja logo acima da costela.

5. Faça uma punção pleural parietal com a ponta de uma pinça e coloque um dedo enluvado na incisão para evitar danos a quaisquer órgãos e para limpar a área de todas as aderências ou coágulos.
6. Feche o final de tubo e faça-o avançar através da pleura até o comprimento desejado.
7. Conecte o tubo à drenagem torácica – o tubo submerso deve ser colocado abaixo de 5 cm para dentro da água para minimizar a resistência.
8. Suture o tubo no lugar e confirme a posição por uma radiografia torácica.

17.2 Conclusão

O pneumotórax é incomum em anestesia, mas deve ser considerado quando certos sinais surgem inesperadamente durante ou após a anestesia. Ele é particularmente provável em operações na área renal. Um pneumotórax hipertensivo deve ser tratado por meio da inserção de um dreno no tórax ou, se este não estiver disponível, um catéter venoso de calibre 14 G pode ser utilizada temporariamente.

Capítulo 18 Problemas mais comuns no intraoperatório

Os problemas que ocorrem durante a anestesia e a cirurgia devem ser considerados de forma adequada. Por exemplo, o aparecimento de arritmia durante a cirurgia pode ter causa anestésica ou pode resultar de uma estimulação cirúrgica.

Um distúrbio do ritmo cardíaco não é necessariamente indicativo de doença do miocárdio. Se a arritmia é acompanhada de sudorese e hipertensão, ela provavelmente resulta de uma atividade simpatoadrenal excessiva.

Você deve aprender a considerar a causa dos problemas intraoperatórios na seguinte ordem:

- Anestésica.
- Cirúrgica.
- Médica.

Em especial, é recomendável realizar a verificação de segurança a seguir sempre que surgir um problema inesperado:

- O aparelho de anestesia está funcionando corretamente?
- O fluxo de gás está correto?
- O circuito foi montado corretamente e está funcionando?
- As vias aéreas estão patentes?

Este princípio fundamental de uma causa anestésica, antes de uma causa cirúrgica, antes de uma causa médica, não pode ser sobrevalorizado. A abordagem mecanicista simples pela qual uma bradicardia precisa de atropina por via intravenosa será fatal se a taxa cardíaca lenta é uma resposta à hipoxemia após uma desconexão dentro do circuito. Identificar o local da desconexão e oxigenar o paciente é a prioridade óbvia. As causas mais comuns de problemas intraoperatórios são mostradas no Quadro 18.1.

> **Quadro 18.1** Causas comuns de problemas intraoperatórios
>
> - Anestésica
>   - excluir HIPÓXIA
>   - excluir HIPERCAPNIA
>   - resposta a laringoscopia e intubação?
>   - configurações corretas de fluxo de gás?
>   - uso correto de agentes voláteis?
>   - dor?
>   - consciência?
>   - medicamentos corretos, interações?
>   - monitoramento adequado?
>   - hipertermia maligna?
> - Cirúrgica
>   - respostas reflexas – olho, cirurgia dentária, estimulação vagal?
>   - afastadores corretamente colocados?
>   - hemorragia – oculta?
> - Médica
>   - doenças específicas – cardíaca?
>   - doença não diagnosticada – feocromocitoma?
>   - desequilíbrio eletrolítico?
>   - equilíbrio ácido-base?

Alguns problemas permanecem após a eliminação da anestesia e das causas cirúrgicas, e estes necessitam de tratamento específico.

18.1 Laringospasmo

O fechamento reflexo da glote por espasmo das cordas vocais é geralmente decorrente da estimulação da laringe. As causas comuns incluem a inserção nas vias aéreas de uma cânula de Guedel ou laringoscópio, a presença de uma cânula traqueal e secreções das vias aéreas. Ele também pode surgir como uma resposta à estimulação cirúrgica em um paciente anestesiado superficialmente. Assim, ele ocorre não só na indução da anestesia, mas também no intraoperatório e, ocasionalmente, no pós-operatório.

A obstrução das vias aéreas pode levar a hipóxia e, em casos graves, pode resultar em edema pulmonar.

Tratamento

O tratamento do laringospasmo depende da sua gravidade, como mostrado no Quadro 18.2.

> **Quadro 18.2** Manejo do laringospasmo
> 1. Identifique o estímulo e remova-o, se possível
> 2. Ofereça O_2 a 100% e peça ajuda
> 3. Certifique-se que as vias aéreas estão patentes
> 4. Aperte válvula expiratória para aplicar uma pressão positiva nas vias aéreas para "quebrar" o espasmo e aumentar a oferta de O_2 a cada respiração (TENHA CUIDADO)
> 5. Considere aprofundar a anestesia com um agente de indução, como o propofol
> 6. Se não for possível ventilar, administre succinilcolina, intubação traqueal, e aprofunde a anestesia. Certifique-se que a intubação e a ventilação sejam viáveis.

Há uma crença de que um paciente com laringospasmo grave e cianose vai tentar respirar pouco antes da hipoxemia ser fatal. Não tente apreciar este princípio – em caso de dúvida aprofunde o plano anestésico e ventile o paciente.

18.2 Sibilância

Uma respiração sibilante durante a anestesia pode ser causada por muitos fatores diferentes do broncospasmo (Quadro 18.3). Estas causas devem ser eliminadas antes que o tratamento do broncospasmo seja iniciado.

Complicações associadas à intubação muitas vezes causam sibilos, e é essencial verificar a posição e a permeabilidade do tubo traqueal em primeiro lugar.

> **Quadro 18.3** Diagnósticos diferenciais da sibilância
> - Intubação esofágica
> - Tubo traqueal no brônquio principal direito
> - Tubo traqueal dobrado
> - Hérnia do balonete do tubo traqueal sobre a extremidade do tubo
> - Secreções no tubo traqueal
> - Secreções na traqueia/pulmões
> - Aspiração de ácido gástrico
> - Pneumotórax
> - Edema pulmonar
> - Broncospasmo

Tratamento
O tratamento do broncospasmo intraoperatório é como se segue:

1. Considere o uso de um agente volátil.
2. Administrar salbutamol 250 μg lentamente por via venosa.

3. Administrar aminofilina 250-500 mg (4-8 mg/kg) por via venosa em 10-15 minutos.
4. Administrar adrenalina (epinefrina) 0,5-1 mL em incrementos de 1:10.000 por via intravenosa.
5. Administrar hidrocortisona 100 mg por via intravenosa.

18.3 Aspiração

Vários fatores tornam os pacientes mais propensos a vômitos e aspiração do conteúdo gástrico durante a anestesia. Eles incluem trauma, estômago cheio, opioides, aumento da pressão gástrica (obstrução intestinal, gravidez) e diabetes. A aspiração pode ser sólida ou líquida, oculta ou evidente. A utilização de uma técnica anestésica adequada (ou seja, indução de sequência rápida) protege os pacientes em maior risco.

Pacientes que apresentam sibilância devem ser suspeitos de aspiração, e uma radiografia torácica pós-operatório do tórax pode revelar um padrão infiltrativo do lobo direito. A aspiração geralmente ocorre no pulmão direito.

Tratamento

O tratamento visa proteger as vias aéreas, aspirando a traqueia e garantindo a oxigenação. Se aspiração for grave, a cirurgia deverá ser suspensa. Uma lavagem da traqueia e dos brônquios com solução salina pode ser útil (sob supervisão), antibióticos são prescritos, e esteroides são usados frequentemente. O paciente deve ser cuidadosamente acompanhado no pós-operatório.

18.4 Cianose

Consulte o Capítulo 19, Seção 19.7.

18.5 Arritmias

Arritmias ocorrem frequentemente em pacientes saudáveis submetidos à anestesia.

É muitas vezes difícil de interpretar o traçado do ECG com apenas 6-7 batimentos observados na tela. Batimentos ectópicos atriais e ventriculares geralmente são facilmente identificados, mas as mudanças nas ondas p e alterações do segmento ST podem ser difíceis de discernir até que se tornem extremas. Muitos monitores modernos realizam a análise do segmento ST rotineiramente. Distúrbios eletrolíticos, especialmente hipocalemia e hipomagnesemia, devem ser tratados.

Tratamento

Se todas as causas anestésicas ou cirúrgicas de arritmia forem eliminadas e a perturbação do batimento persistir, então cinco linhas de ação devem ser consideradas:

1. Observação sem tratamento.
2. Intervenção física.
3. Tratamento medicamentoso.
4. Cardioversão.
5. Marca-passo.

A observação cuidadosa sem imediato tratamento é comumente realizada em pacientes com batimentos ectópicos atriais e ventriculares ocasionais que estão estáveis do ponto de vista cardiovascular (pressão arterial normal e sem evidência de insuficiência cardíaca). Intervenções físicas, como a remoção de afastadores que podem comprimir o coração, consistem em parar a operação quando ocorre uma resposta vagal, como uma bradicardia grave ou mesmo um breve episódio de assistolia. As arritmias são geralmente transitórias, mas podem deixar cabelos brancos no anestesiologista novato – que, brevemente, desejará uma carreira em dermatologia! A massagem do seio carotídeo e uma leve pressão sobre os olhos são tratamentos ineficazes para taquicardias supraventriculares encontradas sob anestesia. Uma avaliação pré-operatória cuidadosa deve identificar aqueles pacientes que podem precisar de marca-passo, e é muito raro precisar de marca-passo intraoperatório (bloqueio atrioventricular total ou bloqueio cardíaco sintomático). Os tratamentos medicamentosos de arritmias com

---

Quadro 18.4 Tratamento medicamentoso de arritmias graves (com risco de morte)

- Bradicardia sinusal
  - atropina em incrementos de 0,3 mg
- Taquicardias de complexo estreito
  - 6 mg de adenosina em *bolus* rápido seguida de segunda dose de 12 mg dentro de 1 minuto, se necessário
  - se hipotensivo, sinais de insuficiência e frequência cardíaca acima de 200, administre 300 mg de amiodarona lentamente e considere a cardioversão elétrica
- Taquicardias de complexo largo (pulso presente)
  - amiodarona 150 mg ao longo de 10 minutos

  ou

  - lidocaína 50 mg ao longo de 5 minutos (repetir até 3 ×)
- Fibrilação atrial de início súbito
  - amiodarona 300 mg lentamente

risco de morte que achamos úteis estão resumidos no Quadro 18.4. É difícil distinguir entre taquicardias de complexo estreito ou largo durante a anestesia. Um eletrocardiograma de 12 derivações é necessário, e isto é frequentemente impraticável durante a cirurgia.

Para as taquiarritmias listadas no Quadro 18.4, a cardioversão sincronizada DC deve ser considerada se houver sinais de insuficiência cardíaca, se a pressão arterial for inferior a 90 mmHg, ou se houver uma frequência cardíaca sustentada de mais de 150/minuto.

18.6 Hipotensão

A hipotensão intraoperatória é comum e geralmente resulta de volemia inadequada após hemorragia. As principais causas são um retorno venoso diminuído ou uma depressão direta do miocárdio decorrente de causas mecânicas, doenças do miocárdio ou drogas anestésicas (Quadro 18.5).

Quadro 18.5 Principais causas da hipotensão intraoperatória

- Diminuição do retorno venoso
  - hemorragia
  - compressão da veia cava – obstetrícia, posição prona
  - drogas, infecção
  - anestesia sem cirurgia
  - anafilaxia
  - sepse
  - analgesia epidural
- Depressão do miocárdio
  - mecânica
  - ventilação com pressão positiva intermitente
    - mau funcionamento do equipamento e do circuito
    - pneumotórax
    - tamponamento cardíaco
    - embolia pulmonar
  - doença cardiovascular
  - drogas

Tratamento

O tratamento depende da correta identificação da causa. Uma infusão intravenosa rápida de coloide ou sangue pode ser necessária, juntamente com a aferição da pressão venosa central. O uso de drogas inotrópicas deve ser considerado somente quando houver certeza de que há um volume adequado de sangue circulante. A adrenalina não é um tratamento apropriado para a hipotensão por hemorragia. Certifique-se que a hipotensão não é um erro de aferição. Verifique, também, se não há uma concentração excessiva de agente volátil.

18.7 Hipertensão

A hipertensão pode ocorrer por muitas causas, e elas estão listadas no Quadro 18.6.

> **Quadro 18.6** Causas da hipertensão intraoperatória
>
> - Estimulação simpática
>   - hipóxia, hipercarbia
>   - nível de anestesia insuficiente, despertar intraoperatório
>   - dor
>   - aumento da pressão intracraniana
> - Iatrogênica
>   - administração incorreta de medicamentos
> - Causas raras
>   - hipertermia maligna
>   - feocromocitoma

Tratamento

O tratamento se baseia em encontrar a causa da hipertensão. Falha ou plano anestésico inadequado são as causas mais comuns. Certifique-se de que a aferição está correta antes de iniciar o tratamento.

18.8 Conclusão

Muitos problemas ocorrem durante a indução, a manutenção da anestesia e a recuperação de um paciente. Seja qual for o problema, a causa deve ser buscada na seguinte sequência: anestésica > cirúrgica > médica. Só quando as duas primeiras foram eliminadas, a terapia médica específica deve ser iniciada.

Capítulo 19 **Problemas pós-operatórios**

Os problemas intraoperatórios descritos no capítulo anterior (laringospasmo, sibilos, aspiração, cianose, arritmias, hipotensão, hipertensão) podem continuar, ou até mesmo se iniciar, no período pós-operatório. A investigação da causa e subsequente manejo destes problemas é idêntica, independentemente de quando o problema se iniciou.

19.1 Obstrução das vias aéreas

A obstrução das vias aéreas é uma ocorrência comum após a anestesia. Ela deve ser rapidamente diagnosticada (Quadro 19.1), a causa procurada (Quadro 19.2) e um tratamento adequado iniciado.

Quadro 19.1 Sinais de obstrução das vias aéreas

- Padrão de respiração "gangorra"
- Recessão supraesternal e intercostal (esforço respiratório)
- Taquipneia
- Cianose
- Taquicardia
- Arritmias
- Hipertensão
- Ansiedade e angústia
- Transpiração
- Estridor

Quadro 19.2 As causas mais comuns de obstrução pós-operatória das vias aéreas

- Anestesia
  - inconsciência com obstrução pela língua
  - fraqueza da musculatura faríngea
  - edema da laringe
  - laringospasmo (Capítulo 18)
- Cirurgia
  - paralisia das cordas vocais (cirurgia da tireoide)
  - hematoma no pescoço
  - inflamação pré-operatória do pescoço e da face (infecção)

Durante a emergência, pacientes sob anestesia podem ter fraqueza da musculatura da faringe e da laringe, causando a obstrução das vias aéreas. O resultado será a hipoxemia se a via aérea não for mantida desobstruída. Os pacientes são rotineiramente colocados na "posição de recuperação" ou lateral para ajudar a evitar este problema. O paciente é geralmente colocado em decúbito lateral esquerdo, já que a reintubação é mais fácil, porque os laringoscópios são projetados para ser inseridos no lado direito da boca. Curiosamente, a maioria dos anestesiologistas dorme na posição de recuperação.

Se existe a possibilidade de a aspiração ter ocorrido com o paciente na posição supina, ele deve ser colocado na posição lateral direita para evitar a contaminação do pulmão esquerdo.

Os pacientes que estão em risco de aspiração deverão ser extubados quando os reflexos das vias aéreas estiverem intactos. Embora isto seja menos agradável para o paciente, é muito mais seguro.

O tratamento da obstrução das vias aéreas é identificar a causa, e limpar as vias respiratórias, muitas vezes com espiração, para garantir a permeabilidade. Extensão do pescoço, elevação da mandíbula e inserção de uma via aérea orofaríngea são muitas vezes necessárias. O edema da laringe é tratado com dexametasona 8 mg por via venosa. A oxigenação do paciente é a prioridade e, se você estiver em dúvida, a reintubação deve ser realizada. Muitos problemas em anestesia são causados por atenção inadequada às vias aéreas. Lembre-se, uma via aérea patente é uma via aérea feliz.

19.2 Incapacidade de respirar

A incapacidade de respirar adequadamente ao final da anestesia tem muitas causas, tanto comuns (Quadro 19.3) quanto incomuns (Quadro 19.4).

Capítulo 19 • Problemas pós-operatórios

Quadro 19.3 Causas mais comuns de insuficiência respiratória

- Sistema nervoso central
  - depressão por drogas
    - opioides
    - agentes inalatórios
  - diminuição do impulso respiratório
    - hipocapnia
- Sistema nervoso periférico
  - falha da transmissão neuromuscular
    - reversão inadequada de bloqueadores competitivos
    - superdosagem de bloqueadores competitivos
    - deficiência de pseudocolinesterase

Quadro 19.4 Causas incomuns de insuficiência respiratória

- Hipotermia
- Interações medicamentosas
  - aminoglicosídeos e bloqueadores competitivos
  - ecotiopato e succinilcolina
- Danos ao sistema nervoso central
- Distúrbios de eletrólitos
  - hipocalemia
- Problemas musculares esqueléticos não diagnosticados
  - miastenia *gravis*
- Anestesia espinal extensa em combinação com anestesia geral

A diferenciação entre as causas centrais e periféricas da incapacidade de respirar só pode ser feita utilizando um estimulador de nervos. Um nervo periférico, como o nervo ulnar no punho, é estimulado. Certifique-se que o estimulador de nervos esteja funcionando corretamente – se necessário, experimente em si mesmo primeiro.

O retorno adequado da função neuromuscular é avaliado pela observação de uma estimulação em "sequência de quatro estímulos" *(train of four)*. Quatro contrações devem ser vistas e a proporção da contração 4 para a resposta da contração 1 deve exceder 70%. Isto não é fácil observar, recomendamos que elas devam parecer mais ou menos iguais. Isso garante a segurança. A resposta sustentada tetânica que se segue à estimulação de alta frequência também indica uma função neuromuscular adequada (Quadro 19.5).

> **Quadro 19.5** Sinais de função neuromuscular adequada
> - Respostas clínicas
>   - levantar a cabeça por 5 segundos
>   - aperto de mão sustentado
>   - tosse efetiva
>   - volume adequado de corrente
>   - capacidade vital 15-20 mL/kg
> - Respostas evocadas
>   - proporção de sequência de quatro estímulos *(train of four, TOF)* deve ser igual
>   - resposta tetânica sustentada para estimulação de alta frequência
>   - retorno de contração única (TWITCH) para controlar a altura

Se um estimulador de nervos não estiver disponível, existem testes clínicos que podem ser feitos para indicar o retorno da atividade neuromuscular normal. Se uma função neuromuscular inadequada é encontrada, os pulmões devem ser ventilados, e o uso de drogas bloqueadoras neuromusculares deverá ser revisto.

A apneia prolongada após succinilcolina ocorre quando o paciente tem uma variante genética anormal da enzima pseudocolinesterase plasmática. O paciente e os membros da família devem ser investigados em uma data posterior, e indivíduos suscetíveis devem levar consigo cartões de advertência.

A causa central para a insuficiência respiratória deve ser considerada apenas quando houver certeza de que a transmissão neuromuscular é normal. Mais uma vez os pulmões devem ser ventilados, uma concentração normal de corrente final de CO_2 obtida e as possíveis causas avaliadas (Quadro 19.3).

A sobredose de opioide é um motivo comum para a insuficiência respiratória. Isto pode ser tratado com doses baixas de naloxona venosa 40 µg, mas este antagonista potente é de curta duração, e o retorno da respiração adequada é geralmente acompanhado por uma completa falta de analgesia! Esta é uma bagunça insatisfatória e é melhor ventilar os pulmões até que os efeitos depressores centrais das drogas tenham desaparecido, ou considerar o doxapram venoso. Uma nova droga, o sugamadex, pode reverter rapidamente o bloqueio neuromuscular causado pelo rocurônio e vecurônio.

19.3 Náuseas e vômitos

Náuseas e vômitos são complicações particularmente desagradáveis da anestesia e da cirurgia. A prevenção desses problemas é mais importante do que o fornecimento de uma analgesia adequada para alguns pacientes. Há muitos fatores associados à ocorrência de náuseas e vômitos (Quadro 19.6).

Esta longa lista indica que muitas vezes não existe uma causa única identificável, embora os opioides sejam frequentemente os culpados.

Quadro 19.6 Fatores associados com vômito pós-operatório

- Predisposição do paciente
  - idade, sexo, ciclo menstrual, obesidade
  - histórico de vômitos no pós-operatório
  - histórico de cinetose
  - ansiedade, dor
  - ingestão de alimentos recente, jejum prolongado
- Fatores cirúrgicos
  - tipo de cirurgia, por exemplo, correção de estrabismo e cirurgia laparoscópica
  - cirurgia de emergência
- Fatores anestésicos
  - agentes inalatórios e óxido nitroso
  - opioides
  - duração da anestesia
  - distensão do intestino
  - estimulação orofaríngea
  - experiência do anestesiologista
- Fatores pós-operatórios
  - dor
  - hipotensão
  - hipoxemia
  - movimentação do paciente
  - primeira ingestão de líquidos/alimentos
  - mobilização precoce

Já que os pacientes consideram náuseas e vômitos angustiantes, eles devem ser evitados, se possível. As consequências médicas do vômito incluem possibilidade de aspiração ácida, desequilíbrio eletrolítico e desidratação, incapacidade de tomar medicamentos orais e abertura da ferida. Um paciente com vômito também perturba os outros pacientes na área de recuperação e enfermaria cirúrgica.

A maioria dos anestesiologistas prescreve antieméticos, mas o consenso é que eles não devem ser administrados profilaticamente, a menos que os pacientes sejam considerados de alto risco. As drogas utilizadas incluem ciclizina, proclorperazina, droperidol, metoclopramida, dexametasona e ondansetron. Uma combinação de antieméticos é muitas vezes necessária.

19.4 Atraso no despertar

A incapacidade do paciente em recuperar a plena consciência após a cirurgia é sempre preocupante para o anestesiologista. Uma avaliação sistemática do paciente é necessária (Quadro 19.7).

Quadro 19.7 Causas do atraso da recuperação

- Hipoxemia
- Hipercapnia
- Anestesia residual
- Drogas, especialmente opioides
- Delírio de emergência de cetamina, escopolamina, atropina
- Causas neurológicas
- Cirurgia: neurocirurgia, cirurgia vascular
- Causas metabólicas
  - hipoglicemia
  - hiponatremia
- Causas médicas
  - hipotireoidismo
- Sepse
- Hipotermia

As causas mais comuns estão relacionadas com os anestésicos, mas você deve lembrar também a possibilidade de uma hipotermia, hipoglicemia, hiponatremia e baixos níveis de hormônios tireoidianos circulantes.

19.5 Tremores

Tremores são comuns durante a recuperação da anestesia, mas não estão obviamente relacionados com uma baixa temperatura central do paciente. Eles são mais frequentes em homens jovens que receberam agentes voláteis, e sua incidência é diminuída pelo uso de opioides durante a anestesia. O principal efeito deletério dos tremores é um aumento no consumo de O_2. Isso é de pouca consequência em pacientes jovens e saudáveis, mas deve ser tratado rapidamente em idosos, que muitas vezes têm comprometimento das funções cardíaca e respiratória.

A petidina 25 mg por via venosa é eficaz em fazer parar os tremores; outros opioides também podem ser utilizados. Doses baixas de doxapram venosa são uma alternativa aos opioides, se existe um risco de depressão respiratória. A simples aplicação de calor à "área de rubor" (na face e parte superior do peito) faz parar os tremores. Isto indica a importância da temperatura da pele na estimulação dos tremores, já que o efeito sobre a temperatura do corpo é desprezível.

19.6 Distúrbios de temperatura

A diminuição na temperatura do corpo é um acompanhamento inevitável da anestesia. Com efeito, verificou-se que o meio mais eficaz de baixar a temperatura de uma pessoa é dar um anestésico. A hipotermia (definida como uma temperatura central inferior a 35°C) pode ocorrer após uma grande cirurgia (ou cirurgia principal), e os fatores de predisposição são mostrados no Quadro 19.8.

Quadro 19.8 Fatores que predispõem a hipotermia pós-operatória

- Temperatura ambiente da sala de operações
- Idade: avançar e idosos (extremos de idade)
- Cirurgia
  - duração
  - tamanho da incisão
  - isolada (ou concomitante com outro procedimento)
- Doença concomitante
- Administração de fluidos por via venosa
- Terapia medicamentosa, com vasodilatadores

As complicações da hipotermia no pós-operatório podem incluir tremores (ver acima), metabolismo deficiente de drogas e diminuição da agregação plaquetária. Há vários métodos disponíveis para evitar a perda de calor do corpo durante a cirurgia (Quadro 19.9), e uma combinação de tratamentos é necessária. Por exemplo, a temperatura da sala de operações deve ser mantida a 24°C, os gases inspirados devem ser umidificados, os fluidos intravenosos e a superfície da pele aquecidos.

Quadro 19.9 Prevenção da perda de calor do corpo

- Temperatura ambiente da sala de operações
- Umidificação das vias aéreas
- Superfície da pele quente
  - aquecimento passivo
  - aquecimento ativo
    - cobertor de água
    - aquecedor radiante
    - aquecedor forçado de ar
- Fluidos intravenosos aquecidos

É incomum haver hipertermia após a anestesia. Das causas enumeradas no Quadro 19.10, a infecção é a mais comum, e a complicação potencialmente fatal da hipertermia maligna deve ser diagnosticada somente após uma gasometria e determinação dos valores de potássio circulantes (ver Capítulo 14).

Quadro 19.10 Causas da hipertermia

- Infecção
- Ambiental
- Transfusão incompatível
- Drogas
  - interações
  - sobredose de atropina
- Metabólica
  - hipertermia maligna
  - feocromocitoma
  - hipertireoidismo

19.7 Cianose

A cianose é uma complicação grave da anestesia e, quando ocorre, deve ser investigada imediatamente.

1. Verifique se as vias aéreas estão desobstruídas. Se intubado, o tubo traqueal está corretamente posicionado e pérvio?
2. Verifique o fornecimento de oxigênio pelo circuito anestésico.
3. Depois de excluídas estas causas, considere:
   problema no tórax (a ventilação é fácil?)
   - Broncospasmo.
   - Edema pulmonar.
   - Pneumotórax.
   - Derrame pleural/hemotórax.
   falha na circulação.
   - Diminuição do retorno venoso.
   - Insuficiência cardíaca.
   - Embolia.
   - Reação a drogas.
4. Causas raras incluem:
   - Meta-hemoglobinemia.
   - Hipertermia maligna.

Problemas das vias respiratórias são as causas mais comuns de cianose, e você deve *certificar-se* que as vias aéreas estão pérvias e que o paciente está respirando O_2, antes de considerar outras causas. A menos que a situação seja rapidamente diagnosticada e corrigida, o paciente vai precisar de intubação traqueal urgente, ventilação com oxigênio a 100% e reanimação de acordo com as orientações convencionais. Lembre-se do pneumotórax e tamponamento cardíaco, especialmente se o paciente foi submetido à punção venosa central. Ambos requerem terapia específica (e salvadora de vidas). Nos casos associados a alterações circulatórias, fluidos e/ou simpaticomiméticos podem ser necessários.

19.8 Conclusão

Os problemas pós-operatórios muitas vezes refletem erros de julgamento feitos durante a cirurgia. Aja certo no intraoperatório e os seus pacientes terão menos dificuldades no pós-operatório. A equipe de enfermagem na área de recuperação e enfermarias cirúrgicas avaliam rapidamente suas habilidades anestésicas, pela maneira como seus pacientes se recuperam.

Capítulo 20 Acidentes em anestesia

Em capítulos anteriores descrevemos o tratamento de problemas que, espera-se, um anestesista residente deve ser capaz de reconhecer e tratar. Infelizmente, as falhas cometidas pelo anestesista também resultam em morbidade e, ocasionalmente, até mesmo em mortalidade.

Abaixo damos exemplos de falhas comuns cometidas pelos anestesiologistas, jovens e velhos, que vimos nos últimos anos.

20.1 Catéteres e infusões venosos

Certifique-se de que o catéter venoso está na veia! Embora isso seja afirmar o óbvio, continuamos vendo exemplos de catéteres que estão no subcutâneo e, até mesmo, nos curativos. Se o paciente chega na sala de operações com um catéter venoso puncionado, remova todas as bandagens, examine cuidadosamente e verifique a permeabilidade por meio de lavagem com solução de cloreto de sódio a 0,9%. Em caso de dúvida, insira outro catéter. O catéter para anestesia total intravenosa (TIVA) deve estar em uma veia. A anestesia total subcutânea não é eficaz, e o paciente vai estar consciente! Certifique-se sempre que você tem acesso fácil ao conjunto de administração da droga. Braços dos lados podem causar problemas.

Ao inserir um catéter, não coloque a agulha de introdução no paciente ou carrinho. Uma lesão com agulha na equipe anestésica, sala de operações, recuperação ou enfermaria irá garantir a sua exclusão de todos os eventos sociais futuros.

Os anestesiologistas muitas vezes têm duas velocidades para infusões intravenosas: fechado e abertura total. A infusão de "abertura total" é um problema se adições foram feitas ao fluido de infusão. A infusão rápida de potássio 20-40 mmoL é ruim para a saúde do paciente e do anestesista.

20.2 Drogas

Todas as seringas devem ser rotuladas corretamente. Por exemplo, recentemente uma seringa de 2 mL contendo succinilcolina foi rotulada incorretamente como antiemético. Os pacientes não esperam ter náuseas e vômitos tratados pelo rápido início de uma paralisia.

Atropina e adrenalina são frequentemente armazenadas lado a lado no armário, e o medicamento errado foi usado por um anestesiologista inexperiente em uma emergência.

É fácil esquecer de adicionar a droga ao solvente. Um autor, em duas ocasiões, não adicionou o vecurônio ao diluente e esperou o início da paralisia por muitos minutos.

Os medicamentos de emergência, succinilcolina e atropina, devem ser verificados e colocados no início da lista. É fácil supor que eles estão prontamente disponíveis. Um autor teve a experiência alarmante de ver um paciente de repente desenvolver bradicardia sinusal grave por estimulação vagal direta (menos de 30 batimentos/minuto), sem atropina disponível na sala de operação. Felizmente, o paciente sobreviveu – mas o erro nunca foi repetido.

20.3 Equipamento de anestesia e acessórios

É importante lembrar que, com equipamentos acessórios, se alguma coisa pode dar errado, ela vai dar errado. Na vida, você está cercado de exemplos de falhas técnicas. Elas irão segui-lo à sala de operações.

As traqueias, invariavelmente, desconectam-se no momento mais inconveniente. O dispositivo de descarga de oxigênio pode furar, o que é barulhento e embaraçoso. Os modernos equipamentos anestésicos podem estar repletos de problemas. Por exemplo, depois de cada caso, o equipamento pode-se reiniciar e retornar para ar e não óxido nitroso e por isso o paciente está em risco de recobrar a consciência. Em alguns ventiladores é preciso que o botão *on* seja mantido pressionado por alguns segundos para ligar. No sistema circular existe muitas vezes um interruptor para ventilação espontânea e ventilação controlada. Mantenha sempre uma bolsa autoinflável no equipamento que você possa usar quando tudo mais falhar.

Os vaporizadores são, muitas vezes, uma fonte de problemas. Eles podem não ter sido preenchidos ou completados no início da verificação, ou eles podem não estar corretamente assentados na barra de trás do equipamento anestésico, com um consequente vazamento de gases. Esses erros são comuns, se o vaporizador é trocado durante uma anestesia.

Certifique-se de que todos os acessórios auxiliares estão funcionando corretamente. A falta de laringoscópios sobressalentes com lâmpadas que funcionam e a não substituição do aspirador após o uso já resultou em mortes desnecessárias de pacientes. É sua responsabilidade verificar equipamento e acessórios.

20.4 Acessórios de monitoramento

Os monitores ocasionalmente falham, e também podem exibir valores enganosos. Um conjunto reserva de equipamentos de monitoramento deve estar sempre disponível. Sempre confirme a informação dada pelos monitores com a observação direta do paciente. Presuma que o monitoramento falhará no momento mais inadequado. Um autor teve uma falha completa de todas as medições de pressão arterial invasiva durante a anestesia para um feocromocitoma.

Alguns anestesiologistas desativam os alarmes do monitor. Isso é uma estupidez. Certifique-se que os alarmes estão ligados e dentro de limites razoáveis. Com o analisador de gases e CAM (concentração alveolar mínima) exibidos, você saberá que seu paciente está respirando quantidades corretas de oxigênio e está devidamente anestesiado. Lembre-se de não depender da oximetria de pulso, a menos que você tenha um bom traço do pletismógrafo – temos visto boas leituras de SpO_2 com a sonda sobre o travesseiro.

20.5 Tubos traqueais

Muito ocasionalmente, você vai ter certeza de que viu o tubo passar entre as cordas vocais para a traqueia e ainda assim você inseriu o tubo no esôfago. Como você tem certeza de que o tubo está no lugar correto, você tenta explicar o fracasso em ventilar os pulmões como um problema com o paciente, por exemplo, um broncospasmo. Sabemos de, pelo menos, quatro ocasiões em que esse erro ocorreu. Se o erro não for corrigido o paciente vai morrer. Em caso de dúvida, remova o tubo, ventile o paciente e reinsira o tubo corretamente. Os tubos traqueais também podem ser inseridos profundamente demais, se dobrar e tornar-se obstruídos.

20.6 Anestesia peridural

Conjuntos de catéteres peridurais podem ter defeitos de fabricação. O mais comum é a ausência de furos na extremidade do catéter peridural de modo que é impossível injetar drogas. Muitas drogas já foram aplicadas por engano através do catéter peridural. Antibióticos e tiopental são particularmente preferidos, já que eles geralmente estão em uma seringa de 20 mL, o mesmo volume do anestésico local. Seja particularmente cuidadoso quando o catéter peridural e o filtro são colocados próximo ao acesso venoso central. Por outro lado, soluções anestésicas locais já foram administradas por via venosa equivocadamente, causando convulsões e, até, morte.

20.7 Transferência de pacientes

Certifique-se que o paciente está adequadamente anestesiado antes da transferência da sala de anestesia para a sala de operações. Não fazer isso resulta em um desastre. Um autor recentemente fez o paciente sentar-se na sala de operações, removeu a máscara laríngea e a entregou ao cirurgião! Tente evitar ser o número de circo na sala de operações.

Do mesmo modo, a transferência para a área de recuperação no final da cirurgia também pode transformar em caos. Um paciente violento com uma via aérea obstruída não é fácil de resolver no corredor. Mantenha-se na sala de operações até ter certeza de que o paciente está seguro.

20.8 Ambiente da sala de operações

Há muitas distrações na sala de operações. Mantenha todas as pessoas desnecessárias fora da sala de anestesia. Ela não deve ser utilizada como um local para socialização – os hábitos noturnos da Maria e do João podem ser interessantes, mas vão desviar a sua concentração para longe do paciente. Qualquer música na sala de operações pode interferir com a audição dos alarmes do equipamento de anestesia ou equipamentos de monitoramento. Se assim for, a música deve ter seu volume reduzido ou ser desligada.

20.9 Conclusão

Acostume-se a verificar contínua e repetidamente o paciente e os monitores. Certifique-se de que você tem um bom acesso às vias aéreas do paciente e um bom acesso venoso. Preste atenção especial aos valores de CO_2 expirado, SpO_2, ECG, pressão arterial e de CAM. Nunca tenha medo de compartilhar suas preocupações com o pessoal da sala de operações – todos vão se unir em seu apoio. A anestesia tem o hábito estranho de humilhar anestesiologistas confiantes e arrogantes que acreditam que nunca erram.

Infelizmente, erros simples podem matar pacientes.

Parte III **Passando o gás**

À medida que as semanas da sua carreira anestésica se tornam meses, você terá um papel mais importante na avaliação pré-operatória de pacientes e na conduta do anestésico.

Nesta parte do livro, descrevemos brevemente as considerações anestésicas de algumas das especialidades cirúrgicas comuns com as quais o residente está frequentemente envolvido. Excluímos deliberadamente qualquer farmacologia das drogas anestésicas; os residentes devem buscar por um manual de farmacologia apropriado. Não há nenhuma evidência que mostre qualquer benefício de uma determinada técnica anestésica, em termos de morbidade e mortalidade pós-operatória. Os princípios da anestesia são mais importantes do que a escolha dos medicamentos.

A principal característica desta seção é a necessidade de uma avaliação pré-operatória criteriosa dos pacientes. Esta é a pedra angular da prática anestésica segura e *nunca* deve ser omitida.

Capítulo 21 Avaliação pré-operatória

A avaliação pré-operatória é feita para avaliar os riscos anestésicos em relação à cirurgia proposta, para decidir a técnica anestésica (geral, regional ou uma combinação) e para planejar o cuidado pós-operatório, incluindo quaisquer tratamentos analgésicos. Pode ser dada uma explicação dos detalhes relevantes da anestesia. Pacientes à espera de cirurgia são vulneráveis e, portanto, uma abordagem profissional e simpática do anestesiologista é essencial.

As operações são classificadas em quatro grupos que definem a urgência da cirurgia (Quadro 21.1). Esta classificação foi feita de comum acordo com os cirurgiões, mas a memória deles muitas vezes falha, por isso não se surpreenda ao encontrar casos eletivos de repente classificados como emergência! Isso geralmente é feito por conveniência cirúrgica.

Quadro 21.1 Classificação de operações

• Emergência	Intervenção imediata para salvar a vida, membros ou órgãos – reanimação simultânea com a intervenção. Normalmente em poucos minutos a partir da decisão de operar. (A) salvar vidas; (B) outro, por exemplo, salvar membros ou órgãos
• Urgente	Intervenção em resposta ao início agudo ou deterioração clínica de condições potencialmente perigosas, para as condições que podem ameaçar a sobrevivência do membro ou órgão, para fixação de muitas fraturas e para o alívio da dor ou outros sintomas angustiantes. Normalmente em horas a partir da decisão de operar
• Expedita	Paciente necessitando de tratamento precoce quando a doença não é uma ameaça imediata à vida, integridade física ou a sobrevivência de órgãos. Normalmente em dias a partir da decisão de operar
• Eletiva	Intervenção planejada ou reservada com antecedência da admissão de rotina ao hospital. Tempo adequado ao paciente, ao hospital e à equipe

Às vezes é difícil transmitir uma impressão geral da complexidade da condição médica do paciente, e isto pode ser feito por referência a uma das cinco classes de estado físico da *American Society of Anesthesiologists* (ASA) (Quadro 21.2). É importante lembrar que isso se refere apenas ao estado físico do paciente e não considera outros fatores relevantes, como a idade, e da natureza e duração da cirurgia.

Quadro 21.2 Classes de estado físico da ASA

- ASA 1 — paciente saudável normal
- ASA 2 — paciente com doença sistêmica controlada leve que não afeta a atividade normal, por exemplo, diabetes e hipertensão leves
- ASA 3 — paciente com doença sistêmica grave que limita a atividade, por exemplo, angina, bronquite crônica
- ASA 4 — paciente com doença sistêmica incapacitante que é uma constante ameaça à vida
- ASA 5 — paciente moribundo que não deve sobreviver 24 horas com ou sem uma operação
- E — procedimento de emergência

A avaliação pré-operatória é descrita abaixo:

1. Histórico
   - Idade.
   - Doença atual.
   - Drogas.
   - Alergias.
   - Histórico pregresso (operações e anestesias).
   - Histórico anestésico familiar.
   - Social (fumo, álcool).
2. Exame
   - VIAS AÉREAS (ver Capítulo 1).
   - Dentes.
   - Exame geral.
3. Avaliação específica
4. Investigações
5. Consentimento
6. Pré-medicação, se necessário

O histórico da doença atual é importante. Por exemplo, em cirurgia ortopédica, uma fratura do colo do fêmur pode ocorrer por várias razões: queda acidental, derrame, acidente vascular encefálico, episódio cardíaco (ataque de Stokes-Adams) ou uma fratura espontânea de uma metástase.

Capítulo 21 • Avaliação pré-operatória

O exame e as investigações subsequentes são obviamente diferentes em cada caso. Detalhes de quaisquer anestesias anteriores podem indicar dificuldades com a intubação traqueal. Infelizmente, uma intubação bem-sucedida no passado não é garantia de sucesso no futuro. Um histórico familiar de deficiência de pseudocolinesterase e hipertermia maligna deve ser procurado.

Uma avaliação específica da(s) doença(s) concorrente(s) também deve ser realizada. O problema da obesidade (IMC > 30) é avaliado como se mostra no Quadro 21.3.

Quadro 21.3 Avaliação específica da obesidade

- Aspectos psicológicos
- Metabolismo de drogas
- Doenças associadas
    - hipertensão
    - doença arterial coronariana
    - diabetes
- Acesso venoso difícil
- Vias aéreas
    - difícil de intubar
    - difícil de manter
    - refluxo
- Hipoxemia mais provável no intraoperatório – ventilação obrigatória
- Anestesia regional – difícil de realizar
- Posição do paciente para a cirurgia
- Medição de pressão arterial difícil (tamanho do manguito)
- Analgesia pós-operatória e fisioterapia para diminuir as complicações torácicas
- Imobilidade e trombose venosa profunda – profilaxia
- Deiscência e infecção da ferida

Apenas investigações apropriadas devem ser realizadas. Uma lista típica de exames básicos é apresentada no Quadro 21.4.

Quadro 21.4 Exames pré-operatórios básicos e avançados

- Básico
    - concentração de hemoglobina
    - triagem para doença falciforme
    - concentrações plasmáticas de ureia, creatinina e eletrólitos
    - glicose plásmática
    - radiografia torácica
    - ECG

(Continua)

- Avançado
  - testes de função respiratória
  - ecocardiografia
  - gasometria arterial
  - perfil de coagulação
  - teste cardiopulmonar

Muito dinheiro é desperdiçado em exames pré-operatórios desnecessários. Depois de ter levantado um histórico do paciente e realizado os exames relevantes, você deve, então, decidir se é preciso fazer exames, e quais deles são necessários. Para um desportista, jovem e em boa forma física para uma artroscopia não requer mais investigação. Já um paciente idoso do oeste indiano, que tem diabetes, hipertensão, doença arterial coronariana e precisa de uma grande cirurgia vascular, precisará de todos os exames básicos listados no Quadro 21.4 e provavelmente de outros mais. Em muitos hospitais há orientações sobre as investigações pré-operatórias. Elas podem ser úteis, pois refletem a prática local. Por exemplo, você pode achar que há muita solicitação de radiografia torácica pré-operatória em regiões com uma elevada população de imigrantes recentes, para excluir a possibilidade de tuberculose.

Após a conclusão da avaliação pré-operatória, e com os resultados das investigações relevantes disponíveis, um plano para o cuidado anestésico do paciente pode ser decidido.

Os seguintes fatores cirúrgicos devem também ser considerados:

- Quando a operação ocorrerá?
- Quem está operando?
- Para onde irá o paciente no pós-operatório (casa, quarto, enfermaria, UTI)?

Ocasionalmente, é necessário adiar a cirurgia. Isso geralmente é feito por razões médicas, por exemplo, para otimizar o tratamento da insuficiência cardíaca, tratar arritmias e controlar a pressão arterial. Nos meses iniciais de sua carreira anestésica, consulte seus chefes antes de adiar a cirurgia – isto impede discussões prolongadas com colegas cirurgiões.

21.1 Pré-medicação

O uso de pré-medicação está diminuindo, embora a maioria dos anestesiologistas submetidos a cirurgias exija sedação profunda. Os desejos do paciente devem ser considerados. As principais razões para se dar uma pré-medicação são mostradas no Quadro 21.5.

> **Quadro 21.5** Razões para pré-medicação
> - Ansiedade
> - Antissialorreia (redução da salivação)
> - Analgesia
> - Antiemético
> - Amnésia
> - Diminuição da acidez gástrica
> - Parte da técnica anestésica (auxiliar de indução)
> - Prevenção de respostas vagais indesejadas
> - Prevenção da dor da agulha

Uma variedade de drogas, incluindo opioides, benzodiazepínicos, anticolinérgicos, fenotiazinas e drogas bloqueadoras do receptor H_2 é usada. É importante lembrar que os opioides podem fazer os pacientes vomitar. Um creme EMLA tópico pode ser usado para prevenir a dor do acesso venoso. Esta mistura eutética de lidocaína e prilocaína (1 g de EMLA contém 25 mg de cada) é aplicada ao dorso das mãos durante um mínimo de 1 hora até um máximo de 5 horas antes da indução da anestesia.

21.2 Terapia medicamentosa

A terapia medicamentosa deve ser continuada durante todo o período operatório, especialmente com drogas cardíacas e anti-hipertensivas. Exceções notáveis são os medicamentos hipoglicemiantes e o clopidogrel. As pacientes que tomam contraceptivos orais e terapia de reposição hormonal precisam de tromboprofilaxia com heparina subcutânea de baixo peso molecular e meias de compressão elástica graduada. As potenciais interações com drogas anestésicas devem ser consideradas.

21.3 Jejum pré-operatório

Um estômago vazio diminui o risco de vômitos e regurgitação. O alimento é normalmente retirado por 6 horas antes da cirurgia e, em alguns hospitais, é agora uma prática comum permitir líquidos claros até 2 horas antes da cirurgia. Para a cirurgia de emergência estas orientações são inadequadas, e a única prática segura é presumir que o estômago não está vazio (ver Capítulo 23).

21.4 Quando pedir conselhos

Uma dificuldade comum para o residente é quando pedir conselho e assistência. Sugerimos que se você precisa de conselhos, declare que está pedindo aconselhamento. Se você precisa que um membro sênior da equipe esteja presente, você deve dizer isso.

Em caso de dúvida, é sempre melhor informar os seniores sobre os problemas e as suas decisões. Muitas vezes, duas mentes pensam melhor que uma, e anestesiologistas seniores precisam saber o que está acontecendo no departamento, especialmente fora das horas de trabalho de rotina.

21.5 Conclusão

A avaliação pré-operatória é muitas vezes difícil, e sua importância não deve ser subestimada. O cuidado anestésico do paciente só pode ser planejado após uma avaliação completa, juntamente com os resultados das investigações relevantes e conhecimento preciso da cirurgia proposta. Na cirurgia de emergência, pergunte-se: "a situação do paciente pode ser significativamente melhorada? Se assim for, o tempo permite isso?"

Capítulo 22 Reconhecimento e tratamento do paciente doente

O residente de anestesiologia é muitas vezes chamado a uma enfermaria para avaliar e iniciar o tratamento do paciente doente. O diagnóstico correto deve ser estabelecido, a reanimação, iniciada, e o paciente, estabilizado.

Um paciente que requer cirurgia de emergência deve, idealmente, ter reanimação e estabilização completa antes da cirurgia. No entanto, um equilíbrio deve ser atingido entre os benefícios de restaurar a normalidade fisiológica e os perigos de adiar a cirurgia. Muitas vezes, esse julgamento requer ajuda sênior.

Os princípios dos cuidados são apresentados no Quadro 22.1.

Quadro 22.1 Princípios de cuidados ao paciente cirúrgico doente

- Diagnóstico correto – abordagem em equipe
- Onde reanimar
- Comunicação
    - dirigir-se aos indivíduos
    - ser ouvido
    - ser compreendido
- Notificar a sala de operações e pessoal relevante
- Tratar o paciente
    - oxigenoterapia
    - fluidos intravenosos
        - catéter urinário
        - cardiovascular – monitoramento invasivo ou não invasivo
        - estase gástrica – sonda nasogástrica (trauma, sepse, diabetes)
        - analgesia
        - medicamentos – antibióticos, diuréticos, inotrópicos
- Transferência do paciente

Os pacientes doentes estão muitas vezes em cubículos com outros pacientes. Qualquer coisa que você disser poderá ser ouvida, evite, então, críticas aos cuidados e insinuações de culpa. Seja profissional e discreto.

Os pacientes da enfermaria são observados e suas gravações estão sujeitas a um sistema de pontuação por disparo (Pontuação de Aviso Precoce, ou EWS). O ritmo cardíaco, a temperatura, a pressão arterial e o débito urinário são monitorados. Gravações normais marcam 0, mas gravações anormalmente elevadas ou baixas marcam até 3. As pontuações são adicionadas, e quando a soma excede um limiar indicado (normalmente 3) a avaliação médica do paciente deve ocorrer.

22.1 Diagnóstico

Não presuma que o diagnóstico dado pelo pessoal da enfermaria está correto. Hipotensão arterial e taquicardia após a cirurgia resultam mais provavelmente de hipovolemia e hemorragia do que de infarto do miocárdio. Da mesma forma, um paciente inconsciente pode ter sofrido um acidente vascular encefálico, mas outras causas devem ser buscadas (ver Quadro 19.7). Examine o paciente para confirmar ou refutar o diagnóstico provisório. Uma frequência cardíaca acima de 100/minuto é anormal!

22.2 Onde reanimar

As enfermarias muitas vezes têm iluminação fraca, poucos funcionários à noite, e medicamentos e equipamentos necessários estão normalmente indisponíveis. Tentativas de reanimar o paciente em tal ambiente quase inevitavelmente desperdiçam tempo, e é muito mais fácil transferir o paciente para um local onde o pessoal está familiarizado com procedimentos invasivos. Ambientes adequados são a área de recuperação da sala de operações, uma sala de anestesia e da unidade de terapia intensiva. Se o paciente está na unidade de acidentes e emergência, é geralmente mais seguro tratá-lo até que esteja estável.

22.3 Comunicação

Normalmente, ocorrem duas situações. Primeiro, não há ninguém da equipe para ajudar, e segundo, há muitas pessoas disponíveis e ainda assim nada está acontecendo. No primeiro caso, peça ajuda; o ideal é ter um assistente experiente e qualificado. Na segunda situação, assuma o comando. Quando você quiser que algo seja feito, dirija-se a pessoas específicas, fale claramente e certifique-se que você está sendo ouvido e compreendido. Insista para que a pessoa avise de volta quando a instrução for cumprida. Registre eventos de forma clara, embora isso possa ter de ser feito mais tarde. Se o paciente precisa ir à sala de operações urgentemente, informe o pessoal da sala de operações.

22.4 Tratamento

A oxigenação é uma prioridade. Uma máscara apropriada deve ser colocada sobre a face do paciente e a fonte de oxigênio ligada. As enfermarias muitas vezes só têm máscaras de desempenho variável disponíveis, e uma taxa de fluxo de oxigênio de 6 litros/minuto é necessária para aumentar o oxigênio inspirado em até cerca de 50%.

Fluidos intravenosos devem ser administrados. Tanto a solução de cloreto de sódio a 0,9% como a solução de ringer lactato são os fluidos ideais se um cristaloide é necessário. Coloides podem ser necessários se houver hemorragia óbvia (ver Capítulo 6, Tabelas 6.1 e 6.2).

Um acompanhamento adequado deve ser estabelecido. Se necessário, a medição direta da pressão arterial e a pressão venosa central deve ser realizada (ver Capítulo 5). A reposição de fluidos é, então, guiada por essas pressões intravasculares. Inicialmente, uma pressão arterial sistólica superior a 100 mmHg geralmente garante que a perfusão dos órgãos fundamentais é adequada. A adequação da perfusão renal é, muitas vezes, avaliada pela medição da produção de urina. Um catéter urinário é essencial para uma medição precisa, e a saída deverá ser maior que 0,5 mL/kg/h. Um suporte inotrópico pode ser necessário se uma pressão arterial não pode ser atingida após o enchimento ideal da circulação.

Uma estase gástrica pode desenvolver-se rapidamente em pacientes doentes, e pode ser necessário inserir uma sonda nasogástrica.

Pode ser necessário usar uma analgesia. Pequenas injeções *bolus* intravenosas de morfina 1-2 mg são o método mais seguro de alcançar o alívio da dor em pacientes doentes.

Um paciente adequadamente reanimado terá:

- Frequência cardíaca < 80/min.
- Frequência respiratória < 18/min.
- Pressão sistólica > 100 mmHg.
- PVC > 5 mmHg e nenhum aumento na reposição volêmica.
- Débito urinário > 0,5 mL/kg/h.
- Excesso de base (BE) abaixo de -3 mmol/L.
- Lactato sanguíneo < 1,5 mmol/L.

22.5 Transferência de pacientes

Pacientes doentes fazem deslocamentos pelos hospitais, e esses deslocamentos são potencialmente perigosos. O paciente deve ser movido apenas quando os membros apropriados da equipe estão disponíveis com um acompanhamento adequado. É inaceitável ressuscitar um paciente doente com acompanhamento integral e depois remover a maior parte dele para a transferência. Ao mover o paciente, proteja cuidadosamente os acessos venosos e arteriais, catéteres, gotejamentos, drenos etc., de modo que eles não sejam removidos.

Certifique-se de que a equipe vai estar disponível para ajudar na chegada – isso é um problema especialmente à noite em departamentos de radiologia.

22.6 Conclusão

A tarefa de resgatar pacientes doentes das enfermarias muitas vezes recai sobre os residentes de anestesiologia por causa de seu conhecimento de reanimação e habilidades técnicas. Em caso de dúvida, transporte o paciente para um lugar onde você tem o pessoal qualificado necessário, medicamentos e equipamentos.

Capítulo 23 Princípios da anestesia de emergência

Na cirurgia eletiva o diagnóstico correto já foi feito (geralmente), quaisquer problemas de saúde foram identificados e tratados, e um período apropriado de jejum foi determinado. Durante os trabalhos de emergência, no entanto, uma ou mais destas condições não são frequentemente satisfeitas. Além disso, há problemas adicionais, como:

- Desidratação.
- Distúrbios eletrolíticos.
- Hemorragia.
- Dor.

Os componentes da anestesia geral são os mesmos, sejam eles aplicados para cirurgia eletiva ou cirurgia de emergência (Quadro 23.1).

Quadro 23.1 Componentes da anestesia geral

- Avaliação pré-operatória
- Pré-medicação, se houver
- Indução
- Manutenção
- Reversão
- Cuidados no pós-operatório

A chave para o sucesso em anestesia de emergência é uma avaliação pré-operatória completa. Ela deve ser realizada como descrito no Capítulo 21. Uma atenção especial deve ser dada aos problemas médicos, a ocorrência de hipovolemia e a avaliação das vias aéreas. Com base na avaliação clínica pré-operatória, em conjunto com os resultados de investigações *relevantes*, uma decisão sobre um período de tempo apropriado para operar pode ser alcançada.

Há muito poucos pacientes com um estado clínico potencialmente fatal que necessitam de cirurgia imediata, ou seja, uma "emergência" verdadeira (ver Quadro 21.1). A grande maioria dos pacientes se beneficia imensamente com a correção da hipovolemia e anormalidades eletrolíticas, estabilização de problemas clínicos, como diabetes e arritmias cardíacas, e espera do esvaziamento gástrico.

Se necessário, uma otimização pré-operatória deve ser realizada na UTI. Os cirurgiões não são conhecidos pela sua paciência e muitas vezes consideram qualquer atraso da operação como tempo perdido. *Quando operar* é a decisão mais importante que tem de ser tomada no trabalho de emergência. Felizmente, para o paciente e para você, cada vez mais esta decisão é tomada por uma equipe sênior. Nos estágios iniciais de sua carreira anestésica você deve observar de perto as evidências usadas para se chegar a esse tipo de decisão.

Embora seja geralmente presumido que anestesia de emergência é o mesmo que anestesia geral, outros métodos podem, às vezes, ser utilizados (Quadro 23.2).

Quadro 23.2 Classificação das técnicas anestésicas

- Anestesia geral
  - intubação das vias respiratórias desprotegidas
  - respiração espontânea ou ventilação controlada
  - uso de bloqueadores neuromusculares
- Anestesia regional
- Combinação de anestesia geral e regional
- Sedação
  - intravenosa
  - inalatória
- Combinação de sedação e anestesia regional

Há um aumento na indicação da anestesia regional, mas a hipovolemia deve ser corrigida no pré-operatório. Não se deve confundir sedação com anestesia geral. O paciente sedado pode conversar com o anestesiologista durante todo o tempo. Se não, o controle das vias aéreas pode ser perdido com o risco de aspiração do conteúdo gástrico.

23.1 Estômago cheio

Os pacientes para cirurgia eletiva são normalmente submetidos a um jejum de 6 horas para garantir um estômago vazio, mas podem receber fluidos claros até 2 horas antes da indução da anestesia. No entanto, há anos tivemos a desagradável experiência de lidar com pacientes eletivos que vomitam alimento não digerido pelo menos 12 horas após a refeição, na ausência de qualquer anormalidade intestinal. Na cirurgia de emergência a regra de 6 horas não é confiável, e todos os pacientes de emergência devem ser tratados como se tivessem o estômago cheio, e assim em risco de vômito, regurgitação e aspiração.

O vômito ocorre na indução e no despertar da anestesia. Se o ácido gástrico entrar nos pulmões, o resultado será uma pneumonite, que pode ser fatal. A aspiração pode também ocorrer após a regurgitação passiva do conteúdo gástrico até o esôfago. Essa regurgitação é frequentemente descrita como "silenciosa" para distingui-la do vômito ativo. A regurgitação é particularmente provável na indução da anestesia, quando os vários fármacos utilizados (atropina, tiopental, succinilcolina) diminuem a pressão no esfíncter inferior do esôfago.

Na anestesia de emergência, há sempre um risco de aspiração, independentemente do período de jejum. Portanto, a traqueia deve ser intubada tão rapidamente quanto possível após a indução da anestesia. Os métodos disponíveis são mostrados no Quadro 23.3. Se a avaliação pré-operatória das vias aéreas indica que não há problemas, então a intubação traqueal é realizada sob anestesia geral. No entanto, *se uma via aérea difícil é prevista, então a ajuda de um profissional experiente deve ser pedida.*

Quadro 23.3 Métodos para facilitar a intubação traqueal

- Paciente acordado
  - anestesia tópica com intubação de fibra óptica
- Paciente anestesiado
  - uso de bloqueadores neuromusculares
    - succinilcolina
    - bloqueadores não despolarizantes
  - técnicas inalatórias

Existem alguns requisitos básicos para a intubação traqueal em cirurgias de emergência:

- Uma assistência qualificada deve estar presente.
- O carrinho de emergência/via aérea deve estar próximo.
- O aparelho de sucção deve funcionar corretamente e ser deixado ligado.
- Uma variedade de tamanhos de tubos traqueais deve estar disponível.
- Laringoscópios sobressalentes deverão estar disponíveis.
- Aparelhos auxiliares de intubação, *bougies* e estiletes devem estar disponíveis.

Um plano de manejo do paciente que pode ter um estômago cheio e está em risco de aspiração é apresentado no Quadro 23.4.

> **Quadro 23.4** Manejo da intubação traqueal quando há risco de aspiração
> - Estômago vazio
>   - de cima por sonda nasogástrica
>   - de baixo pelo uso de drogas, por exemplo, metoclopramida
> - Neutralizar conteúdo estomacal restante
>   - antiácidos
>   - drogas bloqueadoras de H_2 para evitar a secreção adicional de ácidos
> - Parar o vômito induzido pelo sistema nervoso central
>   - evitar opioides
>   - usar fenotiazinas
> - TÉCNICA ANESTÉSICA CORRETA
>   - "indução de sequência rápida"
>   - pré-oxigenação, pressão cricoide, intubação

Não se deve confiar inteiramente em métodos físicos e/ou farmacológicos para esvaziar o estômago completamente. Em algumas especialidades, como obstetrícia, droga bloqueadora do receptor H_2, ranitidina, é administrada rotineiramente para diminuir a secreção de ácido gástrico, e 30 mL de citrato de sódio são usados por via oral, 15 minutos antes da indução da anestesia, para aumentar o pH do conteúdo gástrico. Os opioides retardam o esvaziamento gástrico e aumentam a probabilidade de vômitos.

A única maneira confiável para evitar a regurgitação é usar a técnica anestésica correta. Isto agora é chamado de indução em sequência rápida, o que soa melhor do que o antigo termo – indução relâmpago. Ela tem três componentes essenciais: pré-oxigenação; pressão cricoide e intubação.

Pré-oxigenação

Antes da indução o paciente deve respirar oxigênio a 100% durante pelo menos 3 minutos a partir de um circuito adequado de respiração. Não deve haver vazamentos e a taxa de fluxo de oxigênio no circuito deve ser elevada para evitar reinalação. O ar contém nitrogênio, oxigênio e uma quantidade mínima de dióxido de carbono. Quando o paciente está respirando apenas oxigênio, os pulmões perdem nitrogênio rapidamente e após 3 minutos contêm apenas oxigênio e dióxido de carbono. Existe agora um maior reservatório de oxigênio nos pulmões para ser utilizado antes que ocorra uma hipoxia.

A anestesia é, então, induzida e, em seguida, uma pressão cricoide é aplicada.

Pressão cricoide

A cartilagem cricoide é identificada no paciente antes da indução da anestesia, e o paciente é avisado de que ele pode sentir uma pressão sobre o pescoço enquanto está adormecendo. O assistente qualificado pressiona para baixo sobre a cartilagem cricoide à medida que a anestesia é induzida e *esta pressão é aplicada de forma contínua até que o anestesiologista peça ao assistente que pare* (Figura 23.1).

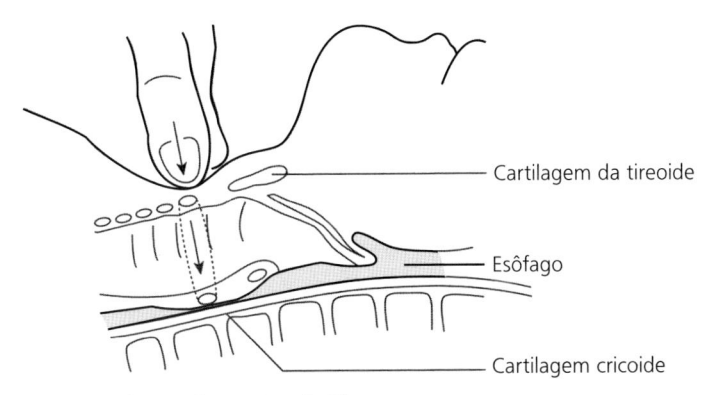

Figura 23.1 Aplicação da pressão cricoide.

O objetivo da pressão sobre a cartilagem cricoide é comprimir o esôfago entre a cartilagem cricoide e a coluna vertebral. Isto impede que qualquer material que tenha sido regurgitado do estômago para o esôfago passe para a faringe.

A pressão cricoide é geralmente realizada por meio de uma pressão firme, mas suave, na cartilagem pelo polegar e indicador do assistente. Isso é semelhante à pressão exercida que causa dor leve quando o polegar e o indicador são pressionados sobre a ponte do nariz. A cartilagem cricoide é usada, porque ela é facilmente identificável, forma um anel traqueal completo, e a traqueia não fica distorcida quando é comprimida.

Até agora, o paciente já recebeu pré-oxigenação, agente de indução e pressão cricoide. Um bloqueador neuromuscular é administrado para facilitar a intubação da traqueia.

Intubação

O bloqueador neuromuscular deve agir rapidamente e ter uma curta duração de ação. Os pulmões não são ventilados durante a indução em sequência rápida; isso irá impedir a insuflação acidental do estômago, o que irá predispor o paciente ainda mais a regurgitação e vômitos. Gases podem ser forçados para dentro do esôfago e estômago durante a ventilação manual dos pulmões, apesar da aplicação de pressão cricoide.

Uma droga com um rápido início de ação permite que a intubação traqueal seja feita rapidamente. Um agente com uma curta duração de ação é valioso, porque, nos casos de intubação malsucedida, a respiração espontânea voltará prontamente. Isto permite que outras opções sejam consideradas (Capítulo 4).

A succinilcolina tem muitos efeitos colaterais (Quadro 23.5), mas continua a ser o melhor fármaco disponível.

Quadro 23.5 Principais efeitos colaterais da succinilcolina

- Dor muscular
- Bradicardia
- Aumento da pressão intracraniana
- Aumento da pressão intraocular
- Aumento da pressão intragástrica
- Reações alérgicas
- Hipercalemia em queimados, paraplegia, miopatias
- Ação prolongada na deficiência de pseudocolinesterase
- Hipertermia maligna

A pressão cricoide é liberada somente quando a traqueia já está intubada, o manguito, insuflado, e a posição correta do tubo, confirmada.

A anestesia é mantida, geralmente com um agente volátil, oxigênio, um bloqueador não despolarizante e analgesia adequada. A reversão do bloqueador no final do procedimento é realizada com drogas anticolinesterásicas, como a neostigmina. O glicopirrolato é administrado concomitantemente para interromper a bradicardia que ocorre como resultado da neostigmina.

A indução em sequência rápida tem a desvantagem da instabilidade hemodinâmica potencial, já que hipertensão e taquicardia frequentemente ocorrem logo após a laringoscopia e intubação. Isso é muitas vezes mais grave do que em cirurgia eletiva quando opioides são administrados na indução da anestesia.

23.2 Outras indicações para indução de sequência rápida

Todas as anestesias, e não só as de emergência, devem ser consideradas a partir do ponto de vista do vômito ou regurgitação inesperados. Alguns casos são de alto risco, e a indução de sequência rápida deve ser considerada cuidadosamente como uma opção neste grupo (Quadro 23.6).

> **Quadro 23.6** Fatores de alto risco para regurgitação
>
> - Doença esofágica
>   - bolsa (divertículo)
>   - estenose
> - Anomalias do esfíncter gastroesofágico
>   - hérnia de hiato
>   - obesidade
>   - drogas
> - Retardamento do esvaziamento gástrico
>   - trauma
>   - estenose pilórica
>   - neoplasia gástrica
>   - opioides
>   - predisposição do paciente, ansiedade
>   - gravidez
>   - ingestão recente de alimentos
> - Peristaltismo intestinal anormal
>   - peritonite
>   - íleo – metabólico ou drogas
>   - obstrução intestinal

23.3 Aspiração pulmonar

A aspiração pulmonar pode ser óbvia. A presença de restos de cerveja e alimentos na faringe, quando a lâmina do laringoscópio é inserida, é uma visão deprimente. Ela pode também ser silenciosa, apresentando-se como uma complicação pulmonar pós-operatória.

Os sinais de aspiração pulmonar são mostrados no Quadro 23.7.

> **Quadro 23.7** Sinais de aspiração pulmonar
>
> - Nenhum
> - Dessaturação do oxigênio
> - Tosse
> - Taquipneia
> - Taquicardia inexplicada
> - Sibilos
> - Hipotensão
> - Pneumonite
> - Doença pulmonar pós-operatória

O tratamento requer ajuda de um médico-anestesiologista experiente. A via aérea deve ser aspirada e *a oxigenação do paciente continua sendo a prioridade*. Uma broncoscopia pode ser necessária para remover a matéria particulada. Se o paciente não está sob efeito de bloqueador neuromuscular, então, se a cirurgia permitir, deve ser permitido que ele ou ela acorde. Se estiver paralisado, deverá haver intubação e ventilação, e a oxigenação deverá ser mantida.

Broncospasmos podem ser tratados com salbutamol ou aminofilina. A continuação do tratamento pode incluir antibióticos, outros broncodilatadores e esteroides. O tratamento precoce agressivo é necessário.

23.4 Cuidados no pós-operatório

Sempre planeje os cuidados no pós-operatório do paciente. Informe a enfermaria, a unidade de alta dependência ou a unidade de terapia intensiva de suas recomendações para o paciente (Quadro 23.8).

Quadro 23.8 Níveis de cuidados

• Nível 0	Pacientes cujas necessidades podem ser atendidas por meio de tratamento normal de enfermaria de agudos em um hospital
• Nível 1	Pacientes com risco de deterioração de sua condição, ou aqueles que foram recentemente transferidos de níveis superiores de cuidados cujas necessidades podem ser satisfeitas em uma enfermaria de agudos com aconselhamento e apoio adicionais da equipe de cuidados intensivos
• Nível 2	Pacientes que necessitam de observação mais detalhada ou intervenção incluindo suporte para um único órgão com insuficiência ou cuidados pós-operatórios, e aqueles próximos apesar de níveis elevados de cuidados
• Nível 3	Pacientes que necessitam, apenas, de suporte respiratório avançado ou suporte respiratório básico juntamente com o suporte de pelo menos dois órgãos. Este nível inclui todos os pacientes complexos que requerem suporte para a falência de múltiplos órgãos

UAD pode ser de nível 1 ou 2
UTI pode ser de nível 2 ou 3

23.5 Conclusão

A anestesia para cirurgia de emergência precisa de uma cuidadosa avaliação pré-operatória, e uma reanimação adequada deve ser feita antes da cirurgia.

Cirurgiões impacientes devem ser contidos. A indução de sequência rápida da anestesia deve seguir a ordem de pré-oxigenação, pressão cricoide e intubação para evitar a aspiração do conteúdo gástrico.

Capítulo 24 **Anestesia peridural e raquianestesia**

Antes de realizar a anestesia espinal, os critérios descritos no Quadro 24.1 devem ser considerados e satisfeitos.

> **Quadro 24.1** Requisitos antes de iniciar a anestesia regional
> - Consentimento informado
> - Acesso venoso
> - Medicamentos e equipamentos de ressuscitação
> - Esterilidade do anestesiologista
> - Esterilidade do local da punção
> - Não há contraindicações para o procedimento
> - Dosagem correta do anestésico local

A esterilidade do anestesiologista não se refere à sua capacidade reprodutiva, mas significa vestir avental, máscara, touca e luvas.

24.1 Anestesia epidural

O espaço epidural percorre a extensão da base do crânio até a extremidade do sacro, na membrana sacrococcígea. A medula espinal, líquido cerebrospinal e meninges estão localizados dentro dele (Figura 24.1).

A medula espinal torna-se a cauda equina a nível de L_2 no adulto e o líquido cerebrospinal para no nível de S_2. O espaço epidural tem 3-6 mm de largura e é definido posteriormente pelo ligamento amarelo, superfícies anteriores das lâminas vertebrais e processos articulares. Anteriormente ele está relacionado com o ligamento longitudinal posterior e é limitado lateralmente pelo forame intervertebral e pedículos.

O espaço epidural contém:

- Raízes nervosas.
- Plexo venoso.
- Gordura.
- Linfáticos.

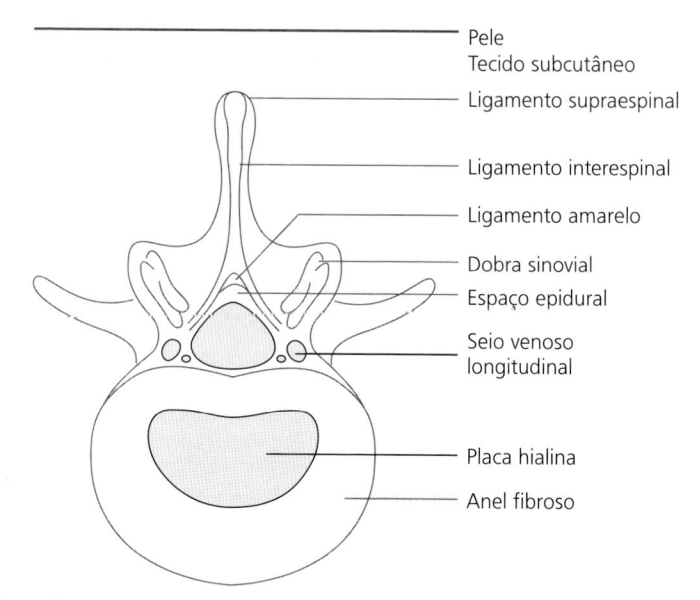

Figura 24.1 Anatomia do espaço epidural.

Labels (de cima para baixo):
- Pele
- Tecido subcutâneo
- Ligamento supraespinal
- Ligamento interespinal
- Ligamento amarelo
- Dobra sinovial
- Espaço epidural
- Seio venoso longitudinal
- Placa hialina
- Anel fibroso

As veias não contêm válvulas e se comunicam diretamente com os sistemas venosos intracraniano, torácico e abdominal.

As contraindicações para a anestesia epidural são mostradas no Quadro 24.2. A coagulação anormal pode resultar em hemorragia em um espaço confinado se uma veia epidural for perfurada durante a inserção de uma cânula epidural. O hematoma epidural então causa a compressão da medula espinal. Uma infecção local da pele pode introduzir bactérias nas meninges espinais com o risco de um abscesso ou meningite. Da mesma forma que a septicemia – se uma veia é puncionada, então, o pequeno hematoma é um bom meio de cultura para bactérias.

Embora haja pouca evidência de que problemas de coluna sejam exacerbados pela inserção de um catéter epidural, os pacientes muitas vezes são rápidos em culpar o procedimento anestésico. O mesmo princípio se aplica a pacientes com problemas neurológicos, como a esclerose múltipla.

Quadro 24.2 Contraindicações absoluta e relativa para anestesia epidural

- Absoluta
  - recusa do paciente
  - coagulação anormal
  - infecção – local nas costas, septicemia
  - alergia a anestésicos locais

- Relativa
  - aumento da pressão intracraniana
  - hipovolemia
  - desordens crônicas da coluna vertebral
  - doenças do sistema nervoso central
  - fármacos – aspirina, outros AINEs, heparina em baixa dosagem
  - estados de débito cardíaco fixo, por exemplo estenose aórtica

A evidência de que as drogas que afetam ligeiramente a coagulação ou a função das plaquetas (p. ex., não esteroides anti-inflamatórios) causam sangramento anormal no espaço epidural e aumentam o risco de um hematoma epidural é mínima.

O equipamento utilizado para a inserção de um catéter epidural é mostrado na Figura 24.2.

A agulha de Tuohy tem calibre 16 ou 18 G. Ela tem 10 cm de comprimento: 8 cm de agulha e 2 cm de cabo. Ela é marcada em centímetros e tem uma ponta curvada de "Huber". O catéter epidural tem três furos no alinhamento de 120°, com os furos a 2 cm da extremidade do catéter. O catéter é marcado em gradações de centímetros até 20 cm. O filtro tem uma malha de 0,2 µm que impede a injeção de partículas, como vidro, e de bactérias para o espaço epidural.

A técnica correta de inserção do catéter peridural deve ser aprendida sob cuidadosa supervisão. As condições listadas no Quadro 24.2 devem ser atendidas. Uma infusão intravenosa de cristaloide ou coloide serve para dar uma "carga de fluido" de cerca de 500 mL antes do anestésico local ser injetado. Isso é realizado para diminuir a probabilidade de hipotensão com o início do bloqueio epidural. A atropina e um vasopressor devem sempre ser preparados antes do início do bloqueio.

O procedimento pode ser feito tanto na posição lateral como na sentada, e, idealmente, a coluna deve ser flexionada. Um avanço lento e controlado da agulha de Tuohy é essencial, utilizando uma seringa e uma técnica de perda de resistência. A agulha passa através da pele, do tecido subcutâneo, ligamento supraespinal, ligamento interespinal, ligamento amarelo e, finalmente, entra no espaço epidural. Os ligamentos resistem à injeção de ar ou de soro fisiológico, mas quando a agulha penetra no espaço epidural, a resistência é perdida.

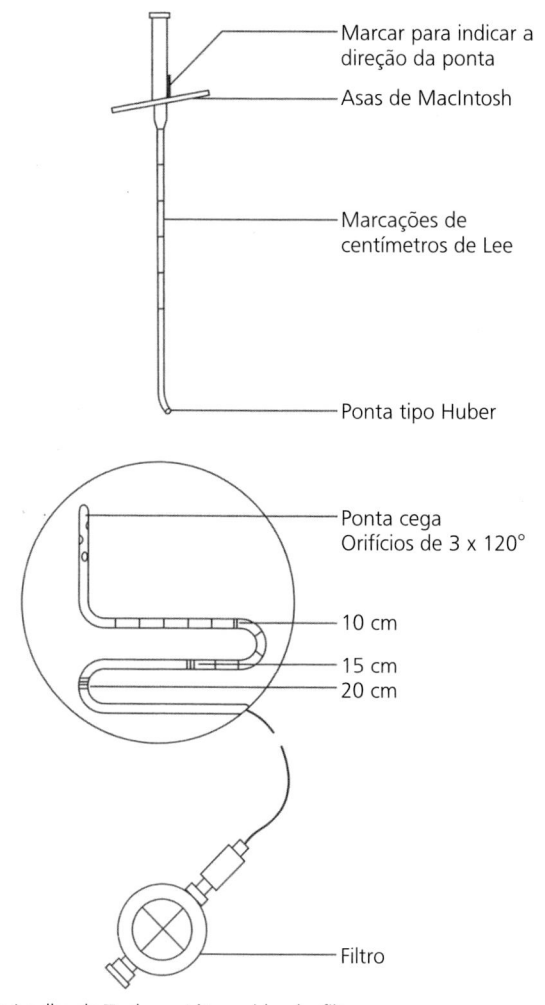

Figura 24.2 Agulha de Tuohy, catéter epidural e filtro.

A escolha é entre usar ar ou solução salina para identificar o espaço epidural. As *vantagens do ar* são as seguintes:
- Qualquer fluido na agulha ou catéter deve ser fluido cerebrospinal.
- Há menos equipamento na bandeja.
- É mais barato.

As *desvantagens do ar* são as seguintes:
- A injeção de grandes volumes pode resultar em bloqueio irregular/incompleto.
- Existe um risco teórico de embolia por ar.

As *vantagens da solução salina* são as seguintes:
- É um meio mais confiável para a identificação do espaço epidural.
- O catéter passa mais facilmente ao espaço epidural.

As *desvantagens de solução salina* são as seguintes:
- O fluido na agulha ou catéter pode ser solução salina ou fluido cerebrospinal; o último é mais quente e contém glicose, mas decisões clínicas rápidas são difíceis.
- Há fluidos adicionais na bandeja, com aumento do risco de erro.

Recomendamos que você se familiarize perfeitamente com o ar ou com a solução salina antes de tentar o método alternativo. Não há nenhum método "correto"; um autor usa ar, e os outros usam solução salina.

O espaço epidural é normalmente encontrado a uma distância de cerca de 4-6 cm da pele. Coloque o catéter rostralmente e, usando as marcas de centímetros na agulha e catéter, insira 3 cm de catéter no interior do espaço epidural.

O filtro e o catéter, uma vez corretamente posicionados e fixados, têm de ser aspirados para assegurar que nenhum sangue ou líquido cerebrospinal possa ser retirado. O anestésico local é dado em pequenas doses incrementais para reduzir o risco de complicações.

As complicações do bloqueio peridural, presumindo que não há dificuldades técnicas na localização do espaço e posicionamento do catéter, são apresentadas nos Quadros 24.3 e 24.4.

Quadro 24.3 Principais complicações da anestesia epidural

- Hipotensão grave
- Injeção intravenosa acidental
- Punção dural
  - anestesia espinal maciça
  - dor de cabeça

Quadro 24.4 Outras complicações da anestesia epidural

- Fraqueza nas pernas
- Tremores
- Bexiga atônica
- Contração do intestino delgado
- Dor nas costas
- Danos isolados e reversíveis nos nervos por trauma do catéter/agulha
- Hematoma epidural
- Abscesso epidural
- Meningite

A hipotensão é resultado de um retorno venoso diminuído ao coração, como consequência da vasodilatação induzida pelo bloqueio simpático. A "carga de fluido" ajuda a evitar a hipotensão, mas um vasoconstritor, como a efedrina em incrementos de 3-6 mg por via intravenosa, muitas vezes é administrada para restaurar a pressão arterial normal.

Os riscos da injeção intravenosa de anestésicos locais são minimizados pela aspiração do catéter e pela aplicação de pequenas doses incrementais. Se algum sangue for aspirado, geralmente o catéter é retirado, e a epidural reposicionada em um espaço diferente. Ocasionalmente, o catéter pode ser retirado da veia epidural sem aspirar nenhum sangue. Em seguida, o catéter deve ser lavado com uma solução salina para assegurar que não está em uma veia antes de qualquer utilização posterior.

Uma punção dural acidental ocorre quando a agulha ou catéter é inserido dentro do líquido cerebrospinal. Se isso não for reconhecido e uma dose epidural completa de anestésico local for injetada no lugar errado, o bloqueio espinal total resultará em apneia, hipotensão grave e paralisia total. Os pulmões precisam ser ventilados e a circulação sustentada durante este período. Por esse motivo, uma "dose de teste" epidural de 2-3 mL de anestésico local é administrada por muitos anestesiologistas antes da dose total ser injetada (p. ex., 2% de lidocaína). No espaço epidural esta dose de anestésico local tem pouco efeito, mas no líquido cerebrospinal um bloqueio extenso ocorre rapidamente. Após 10 minutos a dose epidural de anestésico local é administrada se nenhum efeito adverso for anotado.

Uma grave dor de cabeça postural após a punção é tratado com repouso do paciente em posição horizontal, analgésicos simples, hidratação adequada, cafeína e, se necessário, um "tampão sanguíneo". A punção dural pode ser vedada (ou selada) colocando-se 20 mL do sangue do próprio paciente dentro do espaço epidural, sob condições assépticas. O coágulo resultante interromperá o vazamento rapidamente, e é eficaz em virtualmente todos os pacientes. Dois anestesistas são necessários para esta manobra.

Os opioides também podem ser administrados no espaço epidural para prolongar os efeitos dos anestésicos locais e fornecer analgesia pós-operatória. Eles têm diferentes complicações (Quadro 24.5), das quais a depressão respiratória é a mais grave. O monitoramento regular da função respiratória é essencial (ver Capítulo 31).

Quadro 24.5 Complicações dos opioides epidurais

- Depressão respiratória tardia
- Sonolência
- Prurido
- Náuseas e vômitos
- Retenção urinária

24.2 Anestesia espinal

É a injeção deliberada de anestésico local no líquido cerebrospinal, por meio de uma punção lombar. Ela é normalmente administrada como uma única injeção, mas pode ser usada em conjunto com a anestesia epidural (anestesia raquiperidural combinada) para procedimentos mais longos.

A incidência de dor de cabeça após a punção dural é dependente do tamanho e do tipo de agulha espinal. Não surpreendentemente, quanto menor o diâmetro da agulha, mais baixa a incidência de dor de cabeça (lembre-se, calibre 27 G é *menor* do que calibre 25 G).

Agulhas espinais do tipo ponta de lápis, como as de Whitacre e Sprotte, dividem a dura-máter, ao invés de cortar, e também reduzem o risco de dor de cabeça.

As soluções de anestésico local para anestesia espinal são isobáricas ou hiperbáricas com relação ao líquido cerebrospinal. As soluções isobáricas têm uma distribuição mais previsível no líquido cerebrospinal, independentemente da posição do paciente. Soluções hiperbáricas são produzidas pela adição de glicose, e a sua propagação é parcialmente influenciada pela gravidade. Muitos fatores determinam a distribuição de soluções anestésicas locais no líquido cerebrospinal (Quadro 24.6), o que torna difícil predizer a altura do bloqueio.

Quadro 24.6 Fatores que influenciam a distribuição de soluções de anestésico local no líquido cerebrospinal

- Idade do paciente
- Anestésico local
- Baricidade
- Dose da droga
- Volume da droga
- Turbulência do líquido cerebrospinal
- Aumento da pressão abdominal
- Curvaturas da coluna vertebral
- Posição do paciente
- Uso de vasoconstritores
- Velocidade da injeção

As complicações da anestesia espinal são as mesmas que ocorrem na anestesia epidural. O bloqueio neuronal é mais rápido no início, de modo que os efeitos colaterais, como hipotensão, ocorrem imediatamente. Na anestesia espinal a duração do bloqueio é variável, mas é geralmente menor do que o da anestesia epidural.

24.3 Anestesia caudal

O espaço caudal é uma continuação do espaço epidural na região sacral. O hiato sacral em forma de sinete é formado pela falha de fusão das lâminas da quinta vértebra sacral. O hiato é delimitado lateralmente pelos cornos sacrais e é coberto pelo ligamento posterior sacrococcígeo, tecido subcutâneo e pele. O espaço epidural é localizado por meio da passagem de uma agulha através do hiato sacral. O canal caudal contém veias, gordura e os nervos sacrais. O líquido cerebrospinal termina no nível do S_2.

A anestesia caudal é utilizada para operações em áreas supridas pelos nervos sacrais, como cirurgia anal e circuncisão. As precauções sao as mesmas já descritas para a anestesia epidural. A agulha deve ser aspirada após a inserção para excluir o sangue e o líquido cerebrospinal. As complicações são as mesmas que para a anestesia epidural, apesar de que o bloqueio motor pode ser um problema importante no início do período pós-operatório se o paciente quiser andar.

A hipotensão é incomum, já que o bloqueio neuronal normalmente não se espalha rostralmente para alcançar a cadeia simpática.

A extensão de um bloqueio pode ser medida pela ausência de dor ou sensação de temperatura a um nível dermatomal (Tabela 24.1). O anterior é testado com uma agulha fina e o último com álcool.

Tabela 24.1 Níveis dermatomais em vários pontos anatômicos

Ponto anatômico	Nível dermatomal
Mamilos	T_4
Processo xifoide	T_6
Umbigo	T_{10}
Sínfise púbica	L_1/T_{12}

24.4 Conclusão

A anestesia regional é divertida para o anestesiologista e proporciona excelente analgesia para o paciente. O sucesso no uso dessas técnicas depende do aprendizado de boas habilidades técnicas para uma compreensão combinada de anatomia, fisiologia e farmacologia essenciais.

Comece cedo em sua carreira – faça do espaço epidural um território familiar.

Capítulo 25 **Anestesia para cirurgia ginecológica**

A cirurgia ginecológica é realizada por motivos diagnósticos e terapêuticos. O anestesiologista residente muitas vezes é apresentado à anestesia por meio do ensino supervisionado em cirurgias ginecológicas de rotina. Procedimentos laparoscópicos são comuns em cirurgia ginecológica, cirurgia geral e urologia.

25.1 Laparoscopia

A laparoscopia requer a formação de um pneumoperitôneo, e o dióxido de carbono é usado como gás de insuflação, pelas razões apresentadas no Quadro 25.1.

Quadro 25.1 Vantagens do uso de CO_2 para pneumoperitônio

- Barato
- Prontamente disponível
- Não é tóxico
- Não favorece a combustão
- Mais solúvel no sangue do que no ar (20×)
- Tamponamento pela formação de bicarbonato
- Facilmente excretado pelos pulmões

Existem três principais considerações anestésicas, quando a cirurgia é realizada por via laparoscópica:

- Problemas por insuflação de gás.
- Trauma por agulha de Veress ou trocarte.
- Complicações anestésicas.

Problemas por insuflação de gás

Quando o dióxido de carbono é insuflado para causar o pneumoperitônio, ocorrem alterações fisiológicas (Quadro 25.2).

Quadro 25.2 Problemas decorrentes da insuflação por gás
- Alterações cardiovasculares
- Alterações respiratórias
- Arritmias cardíacas
- Perda do gás de insuflação
- Embolia gasosa
- Hipotermia

Pressões de insuflação de 10-15 mmHg são bem toleradas, mas a pressões superiores a 30 mmHg podem resultar em respostas hemodinâmicas profundas. O pneumoperitônio aumenta as pressões intra-abdominal e intratorácica. Isso diminui o retorno venoso e assim diminui o débito cardíaco. Em contraste, a absorção de dióxido de carbono aumenta a atividade simpática para aumentar a contratilidade e a frequência cardíaca. Durante a anestesia, há geralmente uma circulação satisfatória, com uma pressão arterial normal ou elevada e taquicardia. Os problemas surgem, porém, quando ocorre uma hemorragia, já que as respostas cardiovasculares compensatórias habituais podem ser inadequadas.

A paralisia diafragmática pode resultar em atelectasia basal, aumento dos *shunts* intrapulmonares, hipóxia e hipercarbia em pacientes com respiração espontânea. Estas mudanças são minimizadas por meio da ventilação de pressão positiva.

As arritmias cardíacas podem ser o resultado de um baixo débito cardíaco na presença de hipercarbia.

A insuflação acidental em local inadequado pode causar enfisema subcutâneo, pneumomediastino, pneumotórax e pneumopericárdio. Embora raras, já vimos todas estas complicações, com exceção de um pneumopericárdio.

A embolia gasosa por dióxido de carbono é uma complicação importante, já que um êmbolo grande irá causar obstrução do fluxo da artéria pulmonar. O diagnóstico é feito pela ocorrência de hipotensão súbita, hipóxia e uma baixa tensão de dióxido de carbono expirado.

A hipotermia pode ocorrer em procedimentos longos. Uma diminuição em 0,3°C da temperatura central foi encontrada para cada 50 litros de dióxido de carbono insuflado.

Trauma por agulha de Veress ou trocarte

Grandes danos podem ocorrer (Quadro 25.3).

> **Quadro 25.3** Complicações da inserção de agulha ou trocarte
> - Hemorragia
> - Perfuração intestinal
> - Outros traumas viscerais

A passagem do trocarte ou da agulha através da parede abdominal anterior pode resultar em uma hemorragia. A dilaceração das aderências do pneumoperitônio em expansão também irá causar sangramento. A punção traumática dos principais vasos sanguíneos intra-abdominais já foi relatada. Um autor observou um grande "rasgo" na artéria ilíaca interna, que foi finalmente fatal. A elevada pressão intra-abdominal pode tamponar até mesmo um grande vaso, e a hemorragia venosa pode não ser evidente durante a laparoscopia, levando a um atraso em uma subsequente laparotomia.

Pode ocorrer uma perfuração intestinal. O intestino pode ser perfurado, levando à peritonite, formação de abscesso e sepse. Punções da bexiga, dos ureteres e do fígado já foram relatadas.

Em resumo, se um órgão está na cavidade peritoneal, então ele pode ser danificado na laparoscopia.

Problemas anestésicos associados à laparoscopia

A cirurgia laparoscópica tem várias implicações para o anestesiologista. Elas estão listadas no Quadro 25.4.

> **Quadro 25.4** Problemas anestésicos da cirurgia laparoscópica
> - Aspiração do conteúdo gástrico
> - Posição do paciente
> - Lesão nervosa
> - Conversão para laparotomia
> - Alívio da dor pós-operatória
> - Técnica de anestesia

Supõe-se frequentemente que a posição de Trendelenburg e um pneumoperitônio conduzirão a um aumento do risco de regurgitação passiva do conteúdo gástrico. No entanto, a pressão do esfíncter esofágico inferior pouco se altera e o risco, apesar de presente, é baixo.

A paciente está frequentemente em uma acentuada posição de Trendelenburg para a cirurgia ginecológica, mas pode estar em uma posição da cabeça para cima para a cirurgia abdominal. Ocasionalmente, ambas são empregadas na mesma paciente.

Pode ocorrer uma lesão do nervo: o nervo fibular comum; o nervo femoral e o plexo braquial estão em risco.

Um pequeno número de pacientes necessitará de laparotomia. O anestesiologista deve estar preparado para esta possibilidade já no início do procedimento.

A dor pós-operatória pode ser diminuída pela infiltração das feridas feitas pelo trocarte com anestésico local. Pode ocorrer dor na extremidade do ombro por causa da irritação diafragmática pelo gás.

Muitas técnicas anestésicas têm sido utilizadas para a laparoscopia. A anestesia epidural e a espinal não são bem toleradas por causa do desconforto da distensão peritoneal e do estímulo respiratório. A anestesia geral é empregada com frequência. A técnica mais segura e preferida é a intubação traqueal e ventilação da paciente. Isto permite o relaxamento da parede abdominal e diminui os efeitos da imobilização diafragmática da função respiratória. O risco de aspiração gástrica é minimizado – e, no caso de uma laparotomia acontecer, você está preparado. A cirurgia laparoscópica de emergência exige uma técnica de indução de sequência rápida. Um acesso venoso adequado é essencial para a cirurgia laparoscópica, já que uma hemorragia rápida pode ocorrer.

25.2 Gravidez ectópica

Gravidez ectópica é, às vezes, uma emergência com risco de morte. As considerações anestésicas relevantes são mostradas no Quadro 25.5.

Quadro 25.5 Considerações anestésicas na gravidez ectópica

- Empatia para com a paciente
- Anestesia de emergência
- Hemorragia
- Gravidez
- Técnica cirúrgica – laparotomia ou laparoscopia
- Analgesia pós-operatória

As pacientes estão frequentemente muito ansiosas; seja gentil. Pode haver uma perda de sangue considerável, e uma reanimação completa deve ocorrer antes da indução da anestesia. O sangue adequado deve estar disponível, mas ocasionalmente é necessário começar a cirurgia sem este recurso, para salvar a vida. Insira um catéter venoso calibroso antes da indução; não dependa de acesso venoso puncionado pelo ginecologista.

Uma técnica de indução de sequência rápida é usada para evitar a aspiração gástrica. O procedimento cirúrgico pode ser feito por intermédio de uma laparotomia ou por uma técnica laparoscópica. Deve ser prescrita uma analgesia pós-operatória adequada.

Estudo de caso
Uma mulher de 32 anos de idade está pálida, transpirando, com dor abdominal inferior. Sua frequência cardíaca é 120/minuto e PA 75/40. O diagnóstico é gestação ectópica rota para laparotomia de emergência.

Cuidados pré-operatórios
Oxigênio, acesso IV de grande calibre, verifique a tipagem e a compatibilidade de 4 unidades de sangue, rapidamente administre fluido IV aquecido até que o sangue esteja disponível. Monitorar a PVC, e o débito urinário pode ser necessário.

Cuidados perioperatórios
Indução. Sequência rápida. Agentes cardiovasculares estáveis. Acesso arterial pode ser necessário.
Manutenção. Certifique-se que a PA, a frequência cardíaca e a temperatura estão sendo mantidas na faixa normal.

Cuidados no pós-operatório
É necessário um acompanhamento próximo, incluindo PVC e débito de urina, para verificar a volemia. Se houver transfusão de sangue maciça, isso irá exigir a verificação da hemoglobina e coagulação no pós-operatório. Radiografia torácica se houve punção venosa central para PVC, se utilizado. Verifique a gasometria arterial para acidose e lactato. O controle da dor, por exemplo, PCA. Necessitará de oxigênio por 12 horas.

25.3 Evacuação de produtos retidos da concepção (ERPC) – Curetagem
Esta operação é muito comum, e as considerações anestésicas são mostradas no Quadro 25.6.

Quadro 25.6 Considerações anestésicas na curetagem

- Empatia para com a paciente
- Momento da cirurgia
- Gravidez
- Hemorragia
- Drogas ocitócicas
- Infecção

(Continua)

- Tipo de anestesia
  - regional ou geral
  - necessidade de intubação traqueal

Novamente, uma abordagem simpática à paciente é essencial. Uma ERPC não é um procedimento de emergência e, na ausência de hemorragia, deve ser realizada durante o tempo de operação de rotina. Os riscos do procedimento são infecção, hemorragia e perfuração uterina. Drogas ocitócicas são usadas para contrair o útero. Ocitocina é comumente utilizada como uma injeção em *bolus* e, ocasionalmente, provoca hipotensão. A ergotomina contrai os músculos lisos e pode provocar vômitos.

A anestesia regional pode ser usada para a ERPC (epidural, espinal) e um nível de analgesia, então é necessário. Normalmente, a cirurgia é realizada sob anestesia geral. Há duas considerações especiais. A primeira relaciona-se com a paciente grávida e o estômago cheio. Se o procedimento não for uma emergência, a paciente não sofre de quaisquer sintomas específicos de gravidez, como azia, e a paciente tem menos de 16 semanas de gravidez, então, a intubação traqueal é desnecessária. Se a paciente tem mais de 16 semanas de gravidez, uma indução rápida e intubação traqueal são recomendadas.

Além disso, os agentes anestésicos voláteis relaxam o útero. Isto aumenta a perda de sangue e o risco de perfuração do útero. Portanto, alguns anestesiologistas não usariam agentes voláteis. Em vez disso, é ministrada a anestesia intravenosa (propofol) com suplementação por óxido nitroso e oxigênio.

25.4 Laparotomia

A anestesia geral para operações no útero e nos ovários é semelhante ao descrito sobre anestesia abdominal (Capítulo 27).

A anestesia regional é uma técnica excelente para a cirurgia ginecológica, com a vantagem de uma boa analgesia pós-operatória. A inervação do útero é até T_{10}. Se ocorrer uma manipulação do intestino, ou se houver hemorragia nos sulcos paracólicos, a paciente pode sentir um desconforto. Uma extensão do bloqueio neural para T_4 (como para uma cesariana) é, então, necessária para aliviar a dor.

25.5 Histeroscopia

Neste procedimento, um fluido de irrigação claro é usado para expandir o útero e permitir a visualização telescópica do conteúdo. Embora os riscos sejam geralmente leves, uma intoxicação aguda por água pode ocorrer (ver Capítulo 26, Quadro 26.4).

25.6 Conclusão

Você vai realizar muitas anestesias para cirurgia ginecológica nos primeiros meses de sua carreira. Sempre presuma que os ginecologistas não têm conhecimento de nada do que ocorre fora da pelve, a avaliação pré-operatória deve ser meticulosa, e não subestime a sua capacidade de causar uma grave perda de sangue.

Capítulo 26 Anestesia para cirurgia urológica

Listas cirúrgicas urológicas proporcionam uma experiência supervisionada na anestesia de pacientes idosos com problemas médicos. Elas são úteis para aprender técnicas regionais básicas, como a raquianestesia (anestesia espinal).

26.1 Ressecção transuretral da próstata (RTUP)

Envolve a ressecção da próstata por um cistoscópio modificado, que corta o tecido e coagula os vasos sanguíneos. O processo é facilitado por meio de um fluido de irrigação que corre através do cistoscópio. Este fluido lava o sangue para fora do tecido prostático retirado de modo que o local da cirurgia possa ser visto. Mais ressecção ocorre e qualquer sangramento dos seios venosos é coagulado. Os requisitos do fluido de irrigação são apresentados no Quadro 26.1.

Quadro 26.1 Exigências para o fluido de irrigação urológica

- Evita a dispersão de corrente elétrica
- Claro, permite a visibilidade
- Estéril
- Não tóxico localmente
- Não tóxico sistemicamente
- Isotérmico
- Isotônico
- Não hemolítico
- Barato

A corrente da diatermia não deve ser transmitida para a parede da bexiga através do fluido de irrigação. O líquido deve ser atóxico, especialmente se for absorvido através dos seios venosos abertos da próstata. A solução usada na prática atual é glicina a 1,5%, o que é ligeiramente hipotônica (2,1% é isotônica).

A irrigação é realizada sob pressão hidrostática durante a ressecção da próstata, e alguma absorção intravenosa da glicina acontecerá através dos seios venosos prostáticos. A quantidade de fluido de irrigação absorvido depende de vários fatores (Quadro 26.2).

Quadro 26.2 Fatores que influenciam a absorção de glicina
- A pressão hidrostática do fluido de irrigação
- Número e tamanho dos seios venosos abertos
- Duração da cirurgia
- A pressão venosa na interface irrigante do sangue

A altura da glicina deve ser inferior a 70 cm acima do paciente. Os sintomas da absorção de glicina podem levar tão pouco quanto 15 minutos para aparecer, e até 2 litros de fluido podem ser absorvidos. Geralmente, a cirurgia é limitada a um período de apenas 1 hora.

As considerações anestésicas para a RTUP são mostradas no Quadro 26.3.

Quadro 26.3 Problemas anestésicos para RTUP
- População idosa
- Doenças concomitantes
- Hiponatremia por diluição e hiper-hidratação (síndrome de RTUP)
- Hemólise
- Hemorragia
- Infecção
- Posição do paciente
- Hipotermia
- Perfuração da bexiga
- Ereção
- Espasmo do adutor
- Queimaduras e explosões
- Retenção de coágulos no pós-operatório

Homens idosos muitas vezes têm graves problemas de saúde, que devem ser avaliados e tratados no pré-operatório. Se a obstrução da próstata é crônica, uma insuficiência renal pode estar presente.

Síndrome da RTUP

A absorção por via intravenosa do fluido de irrigação, se grave, provoca intoxicação iatrogênica por água – a síndrome da RTUP. Ela pode apresentar-se de várias maneiras e é mais facilmente detectada com o paciente acordado após uma anestesia regional do que em um submetido a uma anestesia geral. Os sintomas e os sinais da síndrome da RTUP são mostrados no Quadro 26.4.

Quadro 26.4 Sintomas e sinais de intoxicação aguda por água (síndrome de RTUP)

- Agitação
- Inquietação
- Confusão
- Vômitos
- Visão turva
- Cegueira temporária
- Coma
- Convulsões
- Bradicardia inexplicada
- Hipotensão inexplicada
- Hipertensão inexplicada
- Edema pulmonar
- Mudanças no ECG
- Assistolia

Sinais de irritação cerebral são geralmente vistos primeiro, e o vômito é uma característica consistente. Sob anestesia geral, certas alterações no ECG, como um largo complexo de QRS alargado, inversão da onda T e, raramente, taquicardia ventricular e assistolia, podem ser os únicos sinais.

Se houver suspeita de intoxicação por água, os exames de sangue mostrados no Quadro 26.5 devem ser feitos imediatamente.

Quadro 26.5 Exames de sangue em suspeita síndrome de RTUP

- Hemoglobina/hematócrito
- Osmolalidade sérica
- Sódio no plasma
- Potássio plasmático
- Glicina plasmática
- Amônia plasmática

Os resultados mais importantes são a baixa concentração de sódio no plasma, baixa osmolalidade e baixa concentração de hemoglobina. A concentração de sódio inferior a 120 mmol/L, é associada a sintomas e sinais significativos. Os valores de amônia e glicina no plasma não estarão disponíveis imediatamente, mas confirmarão a absorção da glicina.

O tratamento deve ser destinado à prevenção e posterior tratamento da síndrome (Quadro 26.6). O tratamento da intoxicação aguda é realizado rapidamente; a reversão imediata da intoxicação *crônica* por água pode resultar em mielose pontina cerebral.

Quadro 26.6 Tratamento da intoxicação por água na síndrome de RTUP

- Prevenção
  - escolha do fluido intravenoso correto (evitar glicose 5%, glicose/soluções salinas)
  - curta duração da cirurgia por cirurgião competente
- Tratamento
  - parar a cirurgia, se possível
  - oxigenar
  - monitorar a PVC
  - diurese
  - soluções intravenosas de sódio
  - suporte circulatório
  - controle dos sintomas
  - pode necessitar de ventilação

Uma solução de cloreto de sódio (0,9%) ou coloides são o fluido intravenoso ideal para a RTUP.

A síndrome da RTUP é uma emergência médica e necessita de ajuda anestésica experiente. A terapia diurética é a base do tratamento e a furosemida é o agente ideal; o cloreto de sódio a 0,9% ou mesmo uma solução salina hipertônica deve ser ministrada judiciosamente para aumentar a concentração de sódio plasmática.

Outros problemas anestésicos

A hemólise se apresenta de modo semelhante a uma reação à transfusão. O paciente pode queixar-se de fraqueza, calafrios e dor no peito e, tornar-se hipertenso. Pode ocorrer hemoglobinemia, hemoglobinúria e anemia, com necrose tubular aguda. O tratamento deve ser dirigido para a obtenção de uma diurese e correção específica das alterações hematológicas e bioquímicas.

A hemorragia não é incomum, e a perda de sangue é difícil de avaliar, uma vez que o sangue está diluído no fluido de irrigação. Os métodos usuais de estimativa de perda de sangue são inadequados. Uma avaliação cuidadosa da circulação por meios convencionais é empregada. Se os métodos para estimar a concentração de hemoglobina do fluido de irrigação estiverem disponíveis, a perda de sangue, então, poderá ser calculada.

Bacteremia e sepse podem resultar da instrumentação, e há sempre o risco de sepse pós-operatória súbita. Antibióticos, especialmente gentamicina, são ministrados na indução de reduzir este risco.

O paciente está na posição de litotomia, o que auxilia o retorno venoso. Quando as pernas do paciente são colocadas horizontalmente no fim da cirurgia, especialmente quando são utilizadas técnicas regionais, a pressão arterial frequentemente diminui como resultado da redução do retorno venoso.

Os fluidos de irrigação causam hipotermia durante uma cirurgia prolongada. Ocasionalmente, pode ocorrer uma perfuração da bexiga.

Uma ereção, que normalmente ocorre quando a anestesia regional é utilizada, impede a instrumentação do pênis e a cirurgia não é possível. A cetamina em pequenas doses incrementais de 5-10 mg por via intravenosa tem a reputação de ajudar com esse problema irritante e embaraçoso.

Se o nervo obturador é estimulado acidentalmente pelo cirurgião, ocorre um espasmo do adutor. Um fechamento súbito das coxas deve chamar a atenção do cirurgião.

Sempre existe um pequeno risco de queimaduras e explosões, uma vez que a diatermia transporta correntes de alta frequência com uma potência até 400 W, e com uma tensão de 2.000 V.

Se uma retenção de coágulos ocorre no pós-operatório, o cateter urinário será bloqueado. O fluido de irrigação deverá ser desligado até que o coágulo seja removido por lavagem do cateter e da bexiga. Se o fluido de irrigação for mantido em funcionamento, a bexiga vai encher, e o fluido de irrigação será absorvido através do plexo venoso da próstata. Isso é doloroso e perigoso, com o risco de síndrome de RTUP.

A operação não é dolorosa e, após a anestesia regional, pouco alívio de dores posterior é necessário.

As escolhas de anestesia para RTUP são mostradas no Quadro 26.7.

Quadro 26.7 Anestesia para RTUP

- Anestesia regional (± sedação)
    - espinal
    - epidural
- Anestesia geral
    - ventilação espontânea
    - ventilação controlada

A anestesia regional deve chegar ao nível da T_{10} para evitar dor por distensão da bexiga. A anestesia geral e regional são às vezes combinadas. As vantagens e as desvantagens da anestesia regional são mostradas no Quadro 26.8.

Quadro 26.8 Vantagens e desvantagens da anestesia regional para RTUP
- Vantagens
  - evita complicações da anestesia geral
  - melhor analgesia pós-operatória
  - reconhecimento precoce da síndrome de RTUP
  - menos trombose venosa profunda
  - mobilização precoce
  - menos sangramento no intraoperatório
  - melhor campo operacional
- Desvantagens
  - menos controle da pressão arterial
  - dores de cabeça
  - difícil posicionar o paciente idoso para o bloqueio
  - preferência do paciente pela inconsciência

As vantagens e desvantagens da anestesia geral são mostradas no Quadro 26.9.

Quadro 26.9 Vantagens e desvantagens da anestesia geral para RTUP
- Vantagens
  - frequentemente mais rápido
  - preferência do paciente
  - preferência do cirurgião
  - melhor controle da pressão arterial
  - evita complicações da anestesia regional
- Desvantagens
  - período mais lento de recuperação
  - pior analgesia pós-operatória
  - mobilização mais lenta
  - reconhecimento mais lento da síndrome de RTUP
  - risco de complicações anestésicas gerais

Estudo de caso

Um homem de 72 anos de idade se apresenta para RTUP, com um histórico de 2 semanas de retenção crônica com perda urinária. Ele também tem fibrilação atrial na frequência taxa de 120/minuto e toma aspirina e ramipril para a hipertensão.

Cuidados pré-operatórios

O paciente pode ter algum comprometimento renal (e hipercaliemia) por causa de uma obstrução ureteral anterior com anemia. A taxa de FA deve ser controlada para cerca de 80-90/minuto no pré-operatório. Considere a anestesia espinal. Continue com a aspirina.

Cuidados perioperatórios

Indução. Escolha de anestesia regional ou geral – ver Quadros 26.8 e 26.9.

Manutenção. Garanta a manutenção da pressão arterial para evitar uma maior deterioração da função renal. Evite drogas nefrotóxicas (gentamicina/AINEs). A reposição de fluidos (incluindo o sangue, se necessário) é essencial, particularmente quando as pernas são abaixadas, já que pode ocorrer hipotensão.

Cuidados no pós-operatório

Fique atento para hemorragia e síndrome de RTUP. Esta última pode complicar cirurgias prolongadas quando grandes quantidades de solução hipotônica são absorvidas, resultando em excesso de fluido e hiponatremia, que leva ao edema (cerebral e pulmonar) (Quadro 26.4). Verifique ureia, eletrólitos e hemoglobina pós-operatórios (Quadro 26.5).

26.2 Procedimentos cistoscópicos

A cistoscopia pode ser feita com cistoscópios flexíveis ou rígidos em uma lista hospitalar ou ambulatorial, sob anestesia geral ou local. A cistoscopia rígida é geralmente realizada sob anestesia geral. A exigência cirúrgica para a ressecção, ou biópsia, da parede da bexiga é que o paciente não tussa ou se estique de forma inesperada, e que a respiração não seja forçada (um anestésico suave com vias aéreas perfeitas). Caso contrário, o intestino moverá a parede da bexiga e há risco de perfuração. Uma laparotomia será necessária para reparar a bexiga.

26.3 Circuncisão

A circuncisão, seja em uma criança ou em um adulto, é uma operação dolorosa, e uma boa analgesia pós-operatória deve ser fornecida. Os métodos mais comuns são um anestésico caudal, que pode resultar em fraqueza nas pernas durante várias horas, ou um bloqueio do nervo peniano. Para este último, o anestésico local é injetado na linha média por baixo da sínfise púbica, com o risco de injeção intravascular.

26.4 Operações nos testículos

A torção dos testículos é uma emergência cirúrgica, e as precauções apropriadas devem ser tomadas (ver Capítulo 23). A operação é geralmente conduzida sob anestesia geral. Se a anestesia regional for usada, o bloqueio neuronal no nível da T_9 é necessário.

26.5 Cirurgia renal

Os problemas específicos de cirurgia renal são mostrados no Quadro 26.10.

Quadro 26.10 Considerações específicas em cirurgia renal

- Posição do paciente
- Difícil acesso a cânulas intravenosas
- Relaxamento muscular
- Hemorragia
- Pneumotórax
- Analgesia pós-operatória

O paciente pode estar em decúbito dorsal ou em uma posição lateral, tipo canivete. Um bom relaxamento muscular é uma exigência cirúrgica. A hemorragia intraoperatória pode ser considerável. O risco de um pneumotórax não deve ser subestimado (ver Capítulo 17). Uma boa analgesia pós-operatória é essencial, e a analgesia epidural é frequentemente utilizada. Uma combinação de anestesia geral e anestesia regional (epidural) é particularmente apropriada para a cirurgia renal.

26.6 Conclusão

As cirúrgias urológicas são, muitas vezes, impopulares com os residentes, mas a anestesia para esses pacientes é um desafio. Os pacientes são geralmente do sexo masculino, idosos, com problemas médicos, e a cirurgia tem algumas complicações específicas.

Uma cuidadosa avaliação pré-operatória é essencial e a anestesia regional é muitas vezes apropriada. Um dos autores passou muitos anos felizes ajudando a aliviar obstruções em homens de idade.

Capítulo 27 Anestesia para cirurgia abdominal

27.1 Considerações gerais

Técnicas laparoscópicas são cada vez mais comuns em cirurgia abdominal, por exemplo, colecistectomia laparoscópica e colectomia laparoscópica assistida. As implicações anestésicas da cirurgia laparoscópica são discutidas no Capítulo 25. Um cuidadoso manejo anestésico do paciente é essencial em cirurgia abdominal, já que grandes erros resultam em aumento na morbidade e, até mesmo, mortalidade do paciente.

Além da avaliação pré-operatória de rotina, uma atenção especial deve ser dada aos problemas listados no Quadro 27.1.

Quadro 27.1 Problemas pré-operatórios específicos em cirurgia abdominal

- Equilíbrio dos fluidos
- Distúrbios de eletrólitos
- Estômago cheio
- Doença(s) associada(s)
- Avaliação das vias aéreas
- Drogas

O equilíbrio dos fluidos é muitas vezes difícil de avaliar. Um paciente apresentando-se com obstrução do intestino de emergência pode ter até 2-3 litros de fluido sequestrados no intestino. Mesmo na cirurgia eletiva do intestino, o cólon é preparado por meio da utilização liberal de enemas antes da cirurgia. Estes pacientes ficarão invariavelmente desidratados a menos que se tenha o cuidado de fornecer a hidratação pré-operatória intravenosa adequada.

Vômitos podem levar à desidratação e são uma das causas de perturbações eletrolíticas nestes pacientes. A hipocalemia deve ser corrigida antes da cirurgia, para evitar as complicações listadas no Quadro 27.2.

> **Quadro 27.2** Complicações da hipocalemia
> - Arritmias
> - Potenciação dos fármacos bloqueadores neuromusculares competitivos
> - Íleo prolongado
> - Fraqueza muscular respiratória
> - Diminuição do inotropismo

Uma avaliação completa da via aérea é obrigatória, e pacientes com risco de regurgitação ou aspiração devem ter uma indução em sequência rápida.

Algumas doenças do intestino, como colite ulcerativa e doença de Crohn, são doenças multissistêmicas em que pele, articulações, olhos, boca e sistema renal podem ser afetados. Estes doentes estão muitas vezes recebendo tratamento com esteroides, e uma cobertura apropriada com esteroides deve ser fornecida no período peroperatório. Para a maioria dos pacientes, 25 mg de hidrocortisona por via intravenosa no momento da indução, seguido por 100 mg intravenoso/24 horas até que a terapia oral seja reiniciada é o suficiente. Ocasionalmente, é necessário dar mais hidrocortisona para manter a supressão imunológica durante doença aguda. Por exemplo, um paciente recebendo 60 mg de prednisolona/dia deverá receber uma dose equivalente de hidrocortisona (60 mg × 4 = 240 mg).

Os problemas peroperatórios da cirurgia abdominal são mostrados no Quadro 27.3.

> **Quadro 27.3** Considerações peroperatórias em cirurgia abdominal
> - Indução de sequência rápida da anestesia
> - Acesso venoso
> - Relaxamento muscular
> - Respostas vagais à cirurgia
> - Infecção
> - Posição do paciente
> - Drogas
> - Temperatura corporal
> - Anestesia regional adjunta
> - Hemorragia + fluidoterapia

A maioria das cirurgias abdominais requer bloqueio neuromuscular adequado. A tração repentina das vísceras pode estimular reflexos mediados pelo nervo vago e resultar em uma bradicardia. Uma inflamação intestinal, perfuração e obstrução pode conduzir a sepse, e antibióticos, como gentamicina, cefuroxima e metronidazol são muitas vezes ministrados pré- e intraoperatório. A gentamicina, um antibiótico aminoglicosídeo, teoricamente potencializa a ação de drogas bloqueadoras neuromusculares competitivas. Isso é, obviamente, uma ocorrência rara, já que os autores não encontraram este problema.

Pacientes na posição de Lloyd Davies podem sofrer danos nos nervos das pernas, e elas devem ser apoiadas de forma adequada. O nervo fibular comum, na parte superior da fíbula está particularmente em risco, e uma queda do pé pode ocorrer após a cirurgia. O acesso às vias aéreas e à acesso venosa é muitas vezes difícil.

Certas drogas afetam a motilidade intestinal. Os opioides aumentam a contratilidade do músculo liso circular do intestino e, consequentemente, o tom do intestino, diminuindo a atividade propulsora. O óxido nitroso distende cavidades cheias de gás, como o intestino. A neostigmina aumenta a motilidade gastrointestinal, o que pode ameaçar uma anastomose intestinal. Há pouca evidência, no entanto, que a utilização rotineira de neostigmina aumenta a taxa de vazamentos anastomóticos após grandes cirurgias abdominais.

A conservação de calor em pacientes cirúrgicos abdominais é importante. A exposição das vísceras ao ar à temperatura ambiente exacerba o calor perdido por radiação e convecção. Perdas de temperatura > 0,5°C/hora têm sido encontradas, em especial quando a lavagem peritoneal é usada. A perda de calor deve ser evitada com mantas de ar quente para aquecimento, filtros de calor e de umidade no circuito, e a utilização de dispositivos de aquecimento de fluidos intravenosos.

Técnicas anestésicas regionais, como a anestesia epidural, muitas vezes são usadas para fornecer analgesia intra e pós-operatória. Uma grande cirurgia intestinal não pode ser realizada unicamente com estas técnicas, a menos que um bloqueio acima de T4 seja alcançado. A anestesia espinal é comumente usada para complementar a anestesia geral com ventilação controlada para grandes cirurgias. A integridade da anastomose do intestino é extremamente importante na cirurgia abdominal. Um volume adequado de sangue circulante e pressão arterial deve ser mantido para assegurar que o fluxo de sangue para o intestino não seja comprometido.

Problemas pós-operatórios especiais são mostrados no Quadro 27.4.

Quadro 27.4 Problemas pós-operatórios específicos da cirurgia abdominal

- Analgesia
- Equilíbrio dos fluidos
- Terapia de oxigênio
- Cuidados de enfermagem de alta dependência

A dor após a laparotomia pode resultar em hipoventilação, colapso do pulmão e da infecção. Uma boa analgesia pós-operatória é importante, e a anestesia regional é frequentemente utilizada. A analgesia controlada pelo paciente e opioides subcutâneos são técnicas alternativas.

O cuidadoso equilíbrio dos fluidos é importante, já que um íleo pós-operatório pode causar grandes perdas de fluido que não são reconhecidas. Uma meticulosa atenção ao débito de urina (> 0,5 mL/kg/h), à medição da pressão venosa central e arterial irá detectar a desidratação pós-operatória.

Derivações intrapulmonares e hipoventilação após a cirurgia abdominal são comuns e podem persistir por até 72 horas após a cirurgia. Uma terapia pós-operatória com oxigênio pode ser necessária durante este tempo.

Cuidados de enfermagem adequados devem ser fornecidos após uma cirurgia abdominal de grande porte. Isto geralmente requer a admissão a uma unidade de alta dependência ou unidade de cuidados intensivos.

Estudo de caso

Um homem de 84 anos de idade apresenta-se com 6 dias de dor abdominal. Uma laparotomia está programada para ele, após um diagnóstico de doença diverticular perfurada.

Cuidados pré-operatórios

A preparação pré-operatória é fundamental para um bom resultado. O paciente está provavelmente desidratado, hemoconcentrado com um débito cardíaco muito ruim e acidose metabólica. O tempo gasto assegurando que o paciente esteja o mais reanimado possível é crucial. Além de quaisquer comorbidades, as questões principais são assegurar a adequação da circulação e o tratamento da sepse. O paciente vai precisar de oxigênio, o acesso arterial e venoso central, possivelmente um tubo nasogástrico e catéter urinário. Os antibióticos apropriados são necessários. As investigações devem incluir ureia, hemoglobina e eletrólitos, coagulação e gasometria arterial. A acidose grave (excesso de base abaixo de -10 mmol/L) com um valor elevado de lactato tem um prognóstico ruim. Antes da sala de operações, o paciente deve estar cardiovascularmente estável, com boa perfusão, produção de urina de 0,5 mL/kg/h, e não acidótico. Uma PVC de cerca de 8 mmHg é o ideal. Não seja pressionado pelos cirurgiões a anestesiar um paciente que não está devidamente reanimado. Uma ou 2 horas nas salas de operações otimizando estes pacientes antes da cirurgia melhora o resultado.

Cuidados perioperatórios

Indução. Esvazie o estômago através da sonda nasogástrica. Indução de sequência rápida. A descompensação cardiovascular é comum. Uma epidural pode ser perigosa – sepse, hipovolemia, coagulopatia potenciais.

Manutenção. Escrupulosa atenção para o equilíbrio de fluidos – o paciente pode precisar de inotrópicos se a pressão sanguínea cair apesar da PVC alta (> 10 mmHg). A aferição do débito cardíaco é útil (p. ex., Doppler esofágico).

Cuidados no pós-operatório
Oxigênio e controle da dor. Cirurgia prolongada, sepse grave necessitando de inotrópicos e acidose grave são indicações para a transferência para a UAD/UTI para ventilação. Frequentemente estes pacientes se deterioram significativamente imediatamente após a cirurgia.

27.2 Cirurgia anal
Operações na região anal, como estiramento anal, drenagem de abscesso perianal, excisão do seio pilonidal, hemorroidectomia e esfincterotomia lateral podem causar dificuldades anestésicas.

O cirurgião muitas vezes pede que o tônus do esfíncter anal não seja alterado, e isso exclui o uso de técnicas relaxantes musculares e as anestesias epidural, espinal e caudal, já que todas elas relaxam o esfíncter anal. Estas operações são de curta duração, mas muito dolorosas. Uma anestesia profunda é necessária, mas o paciente deve despertar rapidamente depois da cirurgia e estar livre de dores. Uma técnica regional aplicada no final da cirurgia, como a infiltração de anestésico local ou anestesia caudal, é útil.

Os problemas anestésicos da cirurgia anal são mostrados no Quadro 27.5.

Quadro 27.5 Problemas anestésicos da cirurgia anal

- Tônus do esfíncter anal normal
- Profundidade da anestesia
- Analgesia intraoperatória
- Posição do paciente
- Arritmias
- Laringospasmo
- Analgesia pós-operatória

O paciente é geralmente colocado na posição de litotomia; obter o acesso venoso e o acesso às vias aéreas pode ser difícil. Se a profundidade da anestesia geral for inadequada, arritmias, especialmente bradicardia e laringospasmo podem ocorrer com a aplicação de um estímulo doloroso. O anestésico, portanto, requer habilidade e simplicidade. A anestesia é realizada com um agente de indução adequado, opioide e óxido nitroso, oxigênio e um agente volátil. Atropina e succinilcolina *precisam* estar disponíveis.

É embaraçoso ver uma anestesia anteriormente tranquila degenerar em uma confusão barulhenta à medida que o paciente desenvolve um laringospasmo quando a hemorroida é firmemente pinçada pelo cirurgião. A gestão do laringospasmo é discutida no Capítulo 18.

27.3 Conclusão

Cirurgias abdominais de grande porte são difíceis. Os pacientes estão muitas vezes doentes, com problemas preexistentes de fluidos e eletrólitos. Uma avaliação e reanimação pré-operatória cuidadosa, e um atendimento pós-operatório de alta qualidade são essenciais.

Uma combinação de anestesia geral e regional é muitas vezes apropriada. Cuidado com a cirurgia anal – um pequeno orifício que causa grandes problemas (anestesicamente falando, é claro).

Capítulo 28 Anestesia para odontologia e otorrinolaringologia

Os problemas de anestesiar para procedimentos cirúrgicos dentro e nas proximidades das vias aéreas são comuns tanto à cirurgia dentária quanto à otorrinolaringológica.

28.1 Vias aéreas compartilhadas
Vias aéreas seguras e pérvias são essenciais para a prática anestésica segura. Se possível, o tubo traqueal ou máscara laríngea não deve projetar-se ao campo cirúrgico. O acesso à via aérea é perdido assim que o paciente é coberto e a cirurgia começa. O circuito anestésico é frequentemente longo (e, ocasionalmente, volumoso), já que o equipamento de anestesia é colocado aos pés do paciente. Dois principais problemas podem surgir:

- O peso do circuito pode puxar ou torcer o tubo traqueal: deve-se tomar cuidado para garantir que o circuito esteja apoiado para evitar que seja arrastado.
- O cirurgião pode obstruir o tubo traqueal, quando estiver operando.

Se as vias aéreas forem perdidas, a cirurgia deve ser parada e ajustes apropriados feitos. A maioria dos cirurgiões compreende os problemas das vias respiratórias compartilhadas e coopera. No entanto, um autor teve a experiência alarmante de ver o cirurgião de repente entregando-lhe o tubo traqueal, porque ele estava atrapalhando a cirurgia.

O acesso venoso também é restrito, extensores do acesso venoso são essenciais.

28.2 Anestesia para odontologia
A anestesia na cadeira do dentista tinha uma reputação justificável como um dos principais eventos desportivos na prática anestésica. Atualmente, a anestesia odontológica é realizada no hospital ou em instalações totalmente equipadas, normalmente em regime de cirurgia ambulatorial. Os problemas da anestesia dentária são os mesmos, independentemente do local e da duração da cirurgia. Operações dentárias podem levar apenas alguns segun-

dos, mas você deve fornecer anestesia adequada em um ambiente apropriado e seguro.

Existem muitas técnicas anestésicas possíveis para cirurgias dentárias (Quadro 28.1).

> **Quadro 28.1** Técnicas anestésicas para cirurgia dentária
> - Anestesia local
> - Anestesia local e sedação
> - Sedação
>   - venosa
>   - inalatória
> - Anestesia geral
> - Anestesia geral e anestesia local

Os dentes são alimentados por ramos do nervo trigêmeo, e os cirurgiões-dentistas são hábeis em bloqueio dos nervos alveolares superiores e inferiores em locais específicos. Cirurgiões-dentistas usam prilocaína com adrenalina (epinefrina) ou felipressina (um vasoconstritor menos tóxico do que a adrenalina). Se sedação for usada, o paciente deve ser capaz de falar com o anestesiologista ou cirurgião-dentista. Benzodiazepínicos intravenosos são usados com frequência para fornecer sedação; ocasionalmente o Entonox (50% N_2O: 50% O_2) é inalado.

Há muitas considerações importantes para a anestesia geral em cirurgia dentária (Quadro 28.2).

> **Quadro 28.2** Considerações para anestesia geral em cirurgia dentária
> - Antisialogogo
> - Método de indução
> - Tipo de tubo traqueal
> - Pacotes de garganta
> - Infiltração cirúrgica de anestésico local com felipressina
> - Posição do paciente – geralmente decúbito dorsal
> - Abridores de boca
> - Manutenção da anestesia
> - Hemorragia
> - Arritmias
> - Analgesia pós-operatória
> - Laringospasmo
> - Antibióticos
> - Redução de edema local com esteroides

Capítulo 28 • Anestesia para odontologia e otorrinolaringologia

Os cirurgiões preferem uma boca seca, uma vez que isso torna a cirurgia mais fácil. Um medicamento anticolinérgico na pré-medicação também protege contra uma bradicardia que, muitas vezes, ocorre durante a cirurgia. A indução venosa é utilizada, se não existirem dificuldades com as vias aéreas. O controle da via aérea é obtido com um tubo nasotraqueal, e os tampões são inseridos na garganta antes da cirurgia para recolher o sangue e detritos. É fácil esquecer inadvertidamente um tampão na garganta no final da cirurgia – causando a obstrução das vias respiratórias. O cirurgião ou o dentista pode amarrar uma extremidade do tampão ao tubo nasotraqueal, ou ao circuito, para agir como um lembrete óbvio.

Complicações durante e depois da cirurgia dental são comuns. A hemorragia grave, felizmente, é rara após cirurgias dentais, mas se houver qualquer dúvida sobre a adequação da hemostasia, o paciente deve ser mantido no hospital sob observação. Arritmias são comuns (30% dos pacientes) e podem continuar no período pós-operatório. Edemas podem ser minimizados por meio da utilização de esteroides antes da cirurgia. A extubação da traqueia pode ser realizada sob anestesia leve ou profunda. Sob anestesia profunda o paciente tem menos probabilidade de desenvolver laringospasmo, mas é mais provável que aspire vômito, sangue ou detritos. Sob a anestesia leve o paciente tem reflexos de proteção adequados, mas é mais propenso ao laringospasmo. Nós preferimos a última técnica.

Anestesia odontológica emergencial

A anestesia odontológica emergencial não deve ser subestimada; obtenha ajuda de anestesiologistas seniores. O principal problema em um paciente com um abscesso dentário ou fratura mandibular é a dificuldade em abrir a boca e, portanto, em ser intubado. Uma anatomia facial distorcida complica o problema. A laringoscopia por fibra óptica e intubação é, muitas vezes, necessária nestes pacientes. Bloqueadores neuromusculares não devem ser ministrados até que a abertura e o controle da vias aéreas tenham sido garantidos.

Uma antibioticoterapia vigorosa pode diminuir a infecção, e a urgência da cirurgia deve ser discutida com o cirurgião-dentista. Apenas raramente esta é uma emergência com risco de vida. Se as vias aéreas não estão seguras no pós-operatório, o paciente deve ser mantido na UADC.

Estudo de caso

Um homem de 23 anos com diabetes tipo 1 apresenta-se com um enorme abscesso dentário. Ele tem trismo grave, uma glicose no sangue de 21 mmol/L e cetonúria.

Cuidados pré-operatórios
Controle a hiperglicemia grave com uma infusão de glicose-insulina-potássio e corrija a desidratação. Verifique a glicose e o potássio circulantes.

Cuidados perioperatórios
Indução. Escolha entre intubação por fibra óptica, acordado ou sedado, ou indução IV com intubação nasal (apenas para anestesiologistas experientes). Evite a intubação oral, se possível.
Manutenção. Fluidos, antibióticos, tenha como objetivo uma glicemia de < 10 mmol/L.

Cuidados no pós-operatório
Mantenha a glicose-insulina-potássio até que a ingestão oral seja retomada e, em seguida, volte ao regime de insulina habitual. Mais insulina pode ser necessária até que a infecção tenha sido resolvida.

28.3 Anestesia para otorrinolaringologia
O residente é frequentemente apresentado à anestesia para crianças na otorrinolaringologia. Os problemas anestésicos de uma criança submetida a tonsilectomia e adenoidectomia são mostrados no Quadro 28.3.

Quadro 28.3 Considerações anestésicas para amigdalectomia
- Criança – problemas com os pais
- Pré-medicação
- Indução da anestesia
- Tipo de tubo traqueal
- Uso de mordaça de Boyle Davis (afastador)
- Analgesia pós-operatória
- Laringospasmo
- Hemorragia pós-operatória

Uma criança com pais ansiosos precisa de apoio especial. Os pais estão muitas vezes presentes na sala de anestesia durante a sua indução, que é feita por inalação ou via venosa. Uma pré-medicação sedativa é útil. São comumente usados o xarope de midazolam oral, a atropina oral e o creme EMLA tópico. Um tubo traqueal pré-formado (geralmente um tubo de RAE) minimiza, mas não exclui, o risco que a mordaça de Boyle Davis (um tipo de afastador) se retorça e obstrua o tubo. A analgesia é ministrada por via intravenosa durante a cirurgia para diminuir a dor na emergência da anestesia. Como na cirurgia dentária, a extubação pode ser realizada

Capítulo 28 • Anestesia para odontologia e otorrinolaringologia

com o paciente levemente ou profundamente anestesiado. O laringospasmo é novamente um perigo. A hemorragia pós-operatória é sempre um problema potencial (ver a seguir).

Sangramento da amígdala

A hemorragia após uma tonsilectomia é uma complicação grave e a assistência de um sênior deve ser procurada. Os problemas anestésicos são resumidos no Quadro 28.4.

Quadro 28.4 Problemas anestésicos no sangramento da amígdala

- Ajuda de um sênior é essencial
- Hemorragia oculta
- Estômago cheio
- Paciente muitas vezes hipovolêmico
- Reanimação
- Anestesia repetida
- Método de indução
  - inalação
  - intravenoso
- Via aérea segura
- Cuidados no pós-operatório

Pode não haver muita evidência visível de hemorragia; muitas vezes todo o sangue é engolido. Se isto ocorrer, o estômago pode conter uma grande quantidade de sangue coagulado. A sonda nasogástrica não irá remover este sangue e ainda agrava a faringe traumatizada; ela não deve ser usada. O paciente pode estar hipovolêmico, e uma ressuscitação completa e apropriada deve ocorrer antes da cirurgia.

Há um debate sobre o método de facilitar a intubação traqueal. Uma indução inalatória, com o paciente de cabeça para baixo na posição lateral esquerda, mantém o controle das vias aéreas em todos os momentos e qualquer sangramento goteja da boca sob gravidade. A indução rápida pode não ser segura se houver sangue, ou um hematoma, na faringe, uma vez que as vias aéreas podem tornar-se obstruídas antes que a traqueia seja intubada. Apesar de preferir o método anterior, não vimos sequelas graves após induções em sequência rápida.

Um paciente que recebeu dois anestésicos em um curto espaço de tempo e precisou de reanimação deve ser gerido na UADC ou mesmo UTI, no pós-operatório.

28.4 Cirurgia do ouvido

Pequenos procedimentos endoscópicos no ouvido são realizados com o paciente respirando espontaneamente por meio de uma máscara bem fixa e corretamente posicionada na laringe. Operações mais complexas do ouvido médio ou mastoide têm problemas especiais (Quadro 28.5).

Quadro 28.5 Considerações anestésicas para cirurgia do ouvido médio

- Pré-medicação sedativa
- Evitar taquicardia pré-operatória
- Vias aéreas compartilhadas
- Cirurgia prolongada
- Uso de óxido nitroso
- Anestesia hipotensiva
- Vômitos no pós-operatório
- Analgesia pós-operatória

O paciente deve chegar à sala de anestesia sedado e com um ritmo cardíaco normal. A prevenção de uma taquicardia torna a anestesia hipotensiva mais fácil de conseguir. O óxido nitroso se difunde em espaços cheios de ar e causa dificuldades em alguns procedimentos cirúrgicos. Muitos anestesistas evitam o óxido nitroso para a cirurgia do ouvido médio. Os vômitos no pós-operatório podem ser graves, e antieméticos potentes são essenciais.

A hipotensão induzida é frequentemente utilizada nestes pacientes para diminuir a hemorragia e melhorar o campo cirúrgico sob o microscópio de operação. Ela é adequada apenas para pacientes sem doença cardiovascular importante, e uma pressão arterial média inferior a 60 mmHg é desnecessária. As técnicas disponíveis são mostradas no Quadro 28.6.

Quadro 28.6 Técnicas de hipotensão induzida

- Sem obstruções ao fluxo venoso
- Sem tosse ou esforço (aumenta a pressão venosa)
- Inclinação da cabeça para cima
- Uso de ventilação com pressão positiva intermitente
- O monitoramento intra-arterial é essencial
- Hipotensores específicos
  - labetalol
  - nitroprussiato
  - nitroglicerina

28.5 Conclusão

Compartilhar as vias aéreas com o cirurgião é emocionante; isto garante a vigilância do anestesiologista. É muito difícil para um cirurgião-dentista ou otorrinolaringologista matar o paciente, a não ser obstruindo ou desalojando o tubo traqueal. Se o controle e a desobstrução das vias aéreas estão perdidos, desloque o cirurgião imediatamente e resolva o problema.

Capítulo 29 Anestesia para cirurgia ortopédica

Em um passado que não nos dá saudades, um anestesiologista residente passava longas horas da tarde e noite observando jovens cirurgiões ortopédicos que lutavam com casos de "emergência". Felizmente, chegou-se a um acordo que os pacientes com, por exemplo, fraturas de quadril precisam que sua cirurgia seja realizada logo que possível, mas no mais seguro dos ambientes. O *National Confidential Enquiry into Patient Outcome and Death* (NCEPOD) recomenda que tal cirurgia não deve ser realizada por cirurgiões e anestesiologistas inexperientes durante a noite. Este trabalho deve ser feito durante o dia por pessoal devidamente treinado.

29.1 Considerações gerais
As considerações gerais em anestesia para cirurgia ortopédica são mostradas no Quadro 29.1.

Quadro 29.1 Considerações gerais em anestesia ortopédica
- Idade
- Trauma ou eletiva
- Lesão ou doença concomitante
- Uso de torniquete
- Infecção
- Hemorragia
- Cimento de metilmetacrilato
- Profilaxia da trombose venosa profunda
- Embolia gordurosa

Os extremos de faixa etária aparecem para a cirurgia ortopédica. Os jovens geralmente apresentam trauma, enquanto os pacientes idosos frequentemente apresentam artroplastia ou fratura do colo femoral. A idade não é uma contraindicação para a cirurgia, e você deve aprender a avaliar os pacientes em termos de sua idade *biológica* e não da idade *cronológica*. Desde que não existam grandes problemas médicos, pacientes idosos com fraturas de quadril devem ser a primeira cirurgia trauma disponível. Caso contrário, o repouso no leito é associado a fraqueza, confusão, infecção no peito e trombose venosa profunda, e a recuperação da cirurgia adiada é prolongada. A mortalidade e morbidade pós-operatórias permanecem elevadas nestes doentes.

Após um grande trauma, a cirurgia de emergência em pacientes com fraturas expostas é comum. Lesões associadas na coluna e pescoço devem ser procuradas e um tratamento apropriado instituído antes da indução da anestesia. Lesões traumáticas, como costelas e pélvis fraturadas, são frequentemente associadas a danos às vísceras abdominais, como o baço e o fígado.

A cirurgia ortopédica em idosos é geralmente complicada por doenças concomitantes. Pacientes com artroplastia conjunta podem ter problemas médicos, como artrite reumatoide. Pacientes com fraturas de quadril podem simplesmente ter tropeçado e caído, mas a queda pode ter-se seguido a um derrame cerebral isquêmico ou uma arritmia cardíaca. Até mesmo a síndrome do túnel do carpo é, às vezes, associada ao hipotireoidismo, acromegalia e – em pacientes mais jovens – à gravidez.

Torniquete ou garrote são usados comumente para exsanguinação do membro e para manter o sangue fora do campo operatório. Eles devem ser colocados com cuidado para evitar o enrugamento da pele, o que resulta em irritação e formação de bolhas. Os torniquetes não são usados em pessoas com doença falciforme, por medo de provocar uma crise falciforme. A duração de tempo máxima recomendada do torniquete é de 90 minutos. As pressões utilizadas são 33-40 kPa (250-300 mmHg) para o braço e 46-53 kPa (350-400 mmHg) para a perna. Eles devem ser fixados firmemente para evitar o afrouxamento. A hemorragia após a liberação do torniquete pode ser acelerada. Uma transfusão de células vermelhas é comum após grandes fraturas traumáticas, mas, atualmente, é menos comum durante e após artroplastias conjuntas.

O cimento utilizado em cirurgia ortopédica é o metilmetacrilato. Este monômero líquido torna-se um polímero sólido após a reconstituição, gerando calor. A cavidade óssea deve ser ventilada, enquanto o cimento é introduzido para evitar embolia de medula óssea e detritos. Ocasionalmente pode ocorrer hipotensão grave à medida que o cimento é inserido, embora o mecanismo exato não seja conhecido. Uma vigilância extra é necessária, neste momento; a hipotensão geralmente responde à administração rápida de fluidos intravenosos. Ocasionalmente vasopressores são necessários.

A trombose venosa profunda continua a ser uma causa de grande morbidade e mortalidade após a cirurgia ortopédica. A profilaxia com heparina é essencial para uma grande cirurgia do membro inferior.

A embolia gordurosa ocorre ocasionalmente após trauma ou cirurgia envolvendo a pelve ou os ossos longos (0,5-2% dos pacientes). Os sintomas e os sinais iniciais são como os do tromboembolismo pulmonar. A liberação de ácidos graxos causa estado mental diminuído, hipoxemia, hemorragias petequiais e coagulação intravascular disseminada.

29.2 Anestesia para operações específicas
Cirurgia do braço
A cirurgia do braço pode ser realizada sob anestesia regional, anestesia geral ou uma combinação de ambas. As indicações e as contraindicações de cada técnica precisam ser consideradas, juntamente com os desejos do paciente e do cirurgião. Considerações e técnicas de anestesia são mostradas no Quadro 29.2.

Quadro 29.2 Considerações e técnicas anestésicas para a cirurgia do braço

- Acesso intravenoso
- Uso de torniquete
- Duração da cirurgia
- Doenças concomitantes
- Preferência do paciente
- Preferência do cirurgião
- Emergência ou eletiva
- Anestesia regional ± sedação
  - bloqueio do plexo braquial
  - bloqueios nervosos individuais no cotovelo
  - injeção de anestésico local no local da cirurgia
- Anestesia geral
  - intubação traqueal
  - ventilação espontânea ou ventilação controlada

A anestesia regional evita a sonolência, náuseas e vômitos da anestesia geral, mas pode ser difícil de realizar, é lenta no início, e, ocasionalmente, resulta em maiores complicações, como pneumotórax e injeção intravascular inadvertida (bloqueio do plexo braquial). No entanto, se o paciente e o cirurgião concordarem, nós preferimos a anestesia regional à geral.

Cirurgia da perna
As considerações anestésicas e as técnicas disponíveis para cirurgias de quadril e joelho são mostradas no Quadro 29.3.

> **Quadro 29.3** Considerações e técnicas anestésicas para cirurgias de quadril e joelho
>
> - Idade
> - Cirurgia eletiva ou de emergência
> - Doenças concomitantes
> - Posição do paciente
> - Cuidados com a pele
> - Lesão do nervo a partir do posicionamento do paciente
> - Hemorragia
> - Infecção
> - Cimento de metilmetacrilato
> - Anestesia geral
>   - ventilação espontânea ou ventilação controlada
> - Anestesia regional ± sedação
>   - espinal
>   - epidural
>   - bloqueio do nervo femoral/ciático
> - Combinação de anestesia geral e regional
> - Analgesia pós-operatória

Os idosos têm pele frágil que deve ser cuidada adequadamente. Paralisias de nervos podem surgir; deve ser usado um acolchoamento adequado.

As vantagens e desvantagens da anestesia regional são mostradas no Quadro 29.4.

> **Quadro 29.4** Vantagens e desvantagens da anestesia regional para cirurgias de quadril e joelho
>
> - Vantagens
>   - sem os riscos da anestesia geral
>   - diminuição da perda de sangue
>   - diminuição do risco de trombose venosa profunda
>   - melhor analgesia pós-operatória imediata
>   - mobilização precoce
>   - diminuição do risco de infecção respiratória
>   - menos vômitos e confusão mental
> - Desvantagens
>   - preferência do cirurgião
>   - preferência do paciente

- complicações da técnica utilizada
- hipotensão
- dor de cabeça
- difícil de realizar em idosos

As vantagens e desvantagens da anestesia geral para cirurgias de quadril são mostradas no Quadro 29.5.

Quadro 29.5 Vantagens e desvantagens da anestesia geral para cirurgias de quadril e joelho

- Vantagens
  - indução muitas vezes mais rápida
  - preferência do paciente
  - preferência do cirurgião
  - melhor controle do sistema cardiovascular
  - controle de vias aéreas
  - evita complicações da anestesia regional
- Desvantagens
  - riscos da anestesia geral
  - recuperação mais lenta
  - mobilização mais lenta
  - mais vômitos e confusão mental
  - aumento do risco de infecção respiratória

Preferimos a anestesia regional, muitas vezes combinada com a anestesia geral, por causa da diminuição da perda de sangue, redução na incidência de trombose venosa profunda e melhor analgesia após a cirurgia.

Estudo de caso

Uma mulher de 79 anos de idade tem uma hemiartroplastia cimentada agendada após uma queda.

Cuidados pré-operatórios

Garantir uma reanimação integral. Os pacientes muitas vezes perdem mais de 500 mL de sangue por uma fratura. Qual foi o motivo da queda? Levante o histórico e faça os exames cuidadosamente. As investigações devem incluir ECG e hemoglobina, ureia e eletrólitos. Exclua causas cardíacas/neurológicas dos motivos da queda. Problemas médicos coexistentes precisam ser tratados, mas lembre-se que o melhor resultado está associado à cirurgia precoce. Adiar a cirurgia pode ser contraproducente.

Cuidados perioperatórios

Indução. Escolha entre anestesia regional ou geral, mas pode ser difícil posicionar o paciente para a anestesia regional.

Manutenção. Assegurar a manutenção da pressão sanguínea e da temperatura. Pode, ocasionalmente, precisar de monitoramento invasivo. Mantenha um registro cuidadoso da perda de sangue.

Cuidados no pós-operatório

Oxigênio e bom controle da dor. Mobilização precoce.

Cirurgia da coluna vertebral

Considerações especiais se aplicam à anestesia para cirurgia de coluna (Quadro 29.6).

Quadro 29.6 Considerações anestésicas para cirurgias de coluna

- Decúbito ventral
- Cuidado com os olhos
- Tipo de tubo traqueal
- Difícil acesso à via aérea – tubo fixo
- Difícil acesso venoso
- Posição correta do abdome
- Danos a nervos específicos
- Infecção
- Analgesia pós-operatória

Os pacientes são geralmente propensos, e abrasões da córnea e pressão sobre os olhos devem ser evitadas. Os tubos traqueais utilizados são reforçados com náilon (aramados) para permitir a flexão sem dobras. Eles necessitam frequentemente de um introdutor para inserção e, uma vez que não podem ser cortados em um tamanho apropriado, podem, inadvertidamente, passar para o brônquio principal direito. O tubo traqueal deve ser bem fixado, já que, quando o paciente é colocado em decúbito ventral, o deslocamento pode ser desastroso. O paciente deve ser posicionado corretamente, frequentemente com o uso de um colchão de Montreal para apoiar o peito e impedir a compressão do abdome. A compressão abdominal diminui o fluxo de sangue na veia cava, mas aumenta o fluxo através das veias epidurais, tornando a cirurgia mais difícil e a perda de sangue maior. Os nervos suscetíveis a danos incluem o plexo braquial, nervos ulnares, nervos no pulso e nervos femorais. Estes devem ser acolchoados de forma adequada. Essas operações são muitas vezes dolorosas, e uma analgesia pós-operatória adequada deve ser dada e discutida com o paciente no pré-operatório. A anestesia regional é particularmente eficaz, mas detestada por muitos cirurgiões, porque interfere com a avaliação neurológica.

29.3 Conclusão

O trauma e as doenças articulares degenerativas vão garantir que a cirurgia ortopédica não vai desaparecer. Muito da anestesia ortopédica pode ser realizado com técnicas regionais; este é um excelente ambiente para se aprender essas habilidades. Lembre-se que os cirurgiões ortopédicos são geralmente "carpinteiros" que às vezes têm um conhecimento apenas passageiro em medicina.

Capítulo 30 Anestesia para cirurgia ambulatorial

A avaliação dos pacientes candidatos à cirurgia ambulatorial é normalmente simples e muitas vezes é delegada a enfermeiros graduados e novos residentes. Cirurgiões frequentemente consideram apenas a duração da cirurgia quando decidem se uma operação pode ser realizada em uma curta internação. A capacidade deles de ignorar problemas graves e crônicos de saúde nunca deve ser subestimada. A maioria das unidades tem diretrizes rígidas sobre a seleção de pacientes para cirurgia como casos de curta internação. As considerações mais importantes são o estado de saúde do paciente, as potenciais complicações cirúrgicas e as implicações e efeitos colaterais da anestesia. Diretrizes típicas de seleção são mostradas no Quadro 30.1.

Quadro 30.1 Diretrizes de seleção para cirurgia de curta internação

- Médica: ASA 1 e 2 apenas
  - idade > 2 anos < 80 anos
  - obesidade: IMC < 30
- Cirúrgica: tempo de operação < 60 minutos
  - procedimentos menores e intermediários
  - excluir procedimentos com dor pós-operatória significativa
  - excluir procedimentos com risco significativo de sangramento
  - excluir procedimentos com deficiência significativa resultante
- Anestésica: sem dificuldades anestésicas anteriores
- Social: deve morar a menos de 15 km/1 hora do hospital
  - não deve ir para casa em transporte público
  - deve ter um acompanhante responsável e apropriado
  - deve ser supervisionado por um adulto responsável e apropriado por 24 horas

---

Em sua essência, a finalidade das orientações é assegurar que uma operação relativamente simples, com o mínimo de complicações, seja realizada em pacientes saudáveis.

Unidades de curta internação são muitas vezes isoladas do resto do hospital e podem não ser equipadas e dotadas de pessoal nos mesmos padrões que o complexo cirúrgico principal. Provisões devem estar disponíveis para admitir o ocasional paciente ambulatorial que tem complicações anestésicas ou cirúrgicas. Após a cirurgia de rotina a decisão principal é quando dar alta ao paciente, e a adequação é frequentemente avaliada pelos critérios mostrados no Quadro 30.2.

Quadro 30.2 Critérios para alta em cirurgia de curta internação

- Sinais vitais estáveis 1 hora após a cirurgia
- Não há evidência de depressão respiratória
- Orientando pessoa, lugar e tempo (ou retorno ao estado pré-operatório)
- Capacidade de manter fluidos orais
- Capacidade de urinar (especialmente após anestesia neuroaxial)
- Capaz de se vestir (consistente com o estado pré-operatório)
- Capaz de andar (consistente com o estado pré-operatório)
- Dor mínima
- Mínimo de náuseas e vômitos
- Sangramento cirúrgico mínimo
- Acompanhante adequado presente
- Instruções escritas para os cuidados no pós-operatório

Estes critérios foram desenvolvidos em algumas unidades com a adoção de sistemas de pontuação para minimizar o viés subjetivo (Tabela 30.1).

Tabela 30.1 Critérios de pontuação para alta

Verificação	Resultado	Pontos
Sinais vitais	dentro de 20% dos valores pré-operatórios	2
	dentro de 20-40% dos valores pré-operatórios	1
	fora de 40% dos valores pré-operatórios	0
Atividade/ estado mental	orientada × 3 *e* porte estável	2
	orientada × 3 *ou* porte estável	1
	nenhum	0
Dor/náusea/ vômitos	mínimo	2
	moderado, precisa de tratamento	1
	grave, precisa de tratamento	0
Sangramento cirúrgico	mínimo	2
	moderado	1
	grave	0
Ingestão/ evacuação	tomou fluidos orais *e* evacuou	2
	tomou fluidos orais *ou* evacuou	1
	nenhum	0

Pontuação ≥ 8 – pode receber alta
Pontuação < 8 – não pode, uma avaliação médica é necessária

30.1 Conclusão

Uma avaliação cuidadosa do paciente que se apresenta para a cirurgia ambulatorial é essencial para identificar os problemas de saúde não notados pelos cirurgiões. A adesão às diretrizes locais de seleção deve garantir anestesia, operação e recuperação livre de problemas. No entanto, não espere que todos os pacientes obedeçam às instruções.

Um autor anestesiou um paciente para um pequeno procedimento cirúrgico, e ele deu alta a si mesmo ao meio-dia e foi pilotando uma moto para casa para um almoço leve antes de se submeter à cirurgia na parte da tarde!

Capítulo 31 Manejo do paciente na área de recuperação anestésica

No final da cirurgia, o paciente geralmente é transferido para a área de recuperação e é cuidado por uma equipe treinada. Ocasionalmente, o paciente precisa ir para a UAD/UTI, e isto deve ser planejado sempre que possível. Pedidos de última hora para camas na UAD/UTI são merecidamente impopulares. Não transfira o paciente da sala de operações se ventilação, circulação e função neuromuscular estiverem inadequadas. A sala de operações/anestesia é um ambiente muito mais seguro para o paciente do que uma longa e perigosa jornada para a área de recuperação. As exortações dos cirurgiões e da equipe da sala de operações pela transferência do paciente devem ser ignoradas até que o paciente esteja estável fisiologicamente. Todos os pacientes devem ser transferidos da sala de operação para a de recuperação respirando oxigênio. A maioria das unidades de recuperação aceita pacientes com a máscara laríngea das vias aéreas ainda *in situ*, mas os tubos traqueais só devem ser deixados no lugar em circunstâncias excepcionais (normalmente quando a ventilação IPPV é necessária).[*]

O anestesiologista deve explicar quais cuidados específicos são necessários, além das observações de rotina. O paciente permanece sob a responsabilidade do anestesiologista durante este tempo, e um anestesiologista deve estar imediatamente disponível, se algum problema surgir. Se você tiver alguma dúvida a respeito de deixar o paciente aos cuidados da equipe de recuperação, você deverá, então, permanecer com o paciente. Isto é essencial se o paciente ainda está intubado. Seu dever é com o paciente que você acabou de anestesiar – os outros casos devem esperar.

Os equipamentos e instalações de monitoramento na sala de recuperação devem ser os mesmos que em uma sala de cirurgia totalmente equipada.

Os objetivos dos cuidados na sala de recuperação são mostrados no Quadro 31.1.

---

[*]N. da RT.: No Brasil, em geral, a recuperação aceita apenas pacientes respirando espontaneamente.

> **Quadro 31.1** Principais objetivos do tratamento na área de recuperação
> - Avaliação do nível de consciência
> - Gestão das vias aéreas
> - Controle da dor
> - Monitoramento e observação essenciais
> - Prevenção de náusea e vômito
> - Tratamento de tremores
> - Controle de temperatura
> - Cuidados de infusão intravenosa
> - Observação da drenagem da ferida cirúrgica
> - Observação do débito urinário
> - Oxigenoterapia

A maioria das unidades tem orientações sobre o monitoramento de rotina na área de recuperação, e você deve estar familiarizado com elas. É obrigatório haver um membro da equipe por paciente no início do período pós-operatório. O monitoramento essencial consiste em observação clínica cuidadosa, e medição regular da frequência cardíaca, pressão arterial, respiração e saturação de oxigênio. Estas medições podem ser tomadas com a frequência de 5 minutos após uma grande cirurgia, mas com intervalos de 15 minutos após uma pequena cirurgia de rotina. Na maioria das unidades, "cuidado pós-operatório de rotina" significa registrar os sinais vitais a cada 15 minutos. Pode ser desejável monitorar o doente por meio de técnicas invasivas, como canulação arterial e venosa central, e o equipamento adequado deve estar disponível na área de recuperação.

31.1 Oxigenoterapia

A oxigenoterapia é muitas vezes aplicada rotineiramente no pós-operatório, já que a hipoxemia é uma consequência inevitável de uma grande cirurgia. As principais causas de hipoxemia pós-operatória são mostradas no Quadro 31.2. No entanto, a hipoxemia pode persistir por vários dias.

> **Quadro 31.2** Causas da hipoxemia pós-operatória
> - Hipoventilação
>   - obstrução das vias aéreas
>   - depressão respiratória central
>   - fraqueza muscular respiratória
> - Anormalidades na ventilação/perfusão
> - Aumento do consumo de oxigênio
>   - tremores

Capítulo 31 • Manejo do paciente na área de recuperação... 197

- Resposta prejudicada à hipoxemia
- Diminuição do teor de oxigênio
  - baixo débito cardíaco
  - baixos valores de hemoglobina

A hipóxia de difusão é um fenômeno transitório, que ocorre no final da anestesia quando o óxido nitroso é substituído pelo ar. O óxido nitroso entra nos alvéolos a partir do sangue muito rapidamente. Como o nitrogênio é muito menos solúvel do que o óxido nitroso, o volume expirado excede o volume inspirado, e há um efeito de diluição do oxigênio nos alvéolos.

As principais causas de hipoxemia precoce no pós-operatório são a parcial *obstrução das vias aéreas*, depressão respiratória central geralmente causada por opioides, e fraqueza muscular respiratória resultante de reversão inadequada de medicamentos bloqueadores neuromusculares. Anormalidades na ventilação/perfusão podem surgir após anestesia geral prolongada e são agravados por fatores como obesidade e doença pulmonar. Até mesmo concentrações muito baixas de anestésicos voláteis prejudicam a resposta ventilatória à hipóxia.

O oxigênio é administrado geralmente por uma máscara, ou um dispositivo de desempenho fixo ou variável.

Máscaras de oxigênio de desempenho fixo

Estas máscaras proporcionam uma concentração precisa de oxigênio inspirado que é independente da ventilação do paciente, porque a taxa de fluxo do gás fresco fornecido é mais elevada do que a taxa de fluxo inspiratório do paciente. Elas funcionam segundo o princípio da alta corrente de ar com enriquecimento com oxigênio (HAFOE). O ar é arrastado no oxigênio por meio do princípio de Venturi para fornecer concentrações precisas de 24, 28, 35, 40 e 60% de oxigênio, dependendo de qual máscara é utilizada. As taxas de fluxo de oxigênio necessárias para estas concentrações são escritas no lado de cada máscara. Tais máscaras, como, por exemplo, a Ventimask, são caras, mas são indicadas quando uma concentração precisa de oxigênio necessita ser ministrada, como na doença pulmonar obstrutiva crônica. Após a anestesia de rotina, são usadas máscaras mais baratas, de desempenho variável.

Máscaras de oxigênio de desempenho variável

Máscaras de desempenho variável, como a máscara de Hudson, depende da taxa de fluxo inspiratório do paciente, da taxa de fluxo de oxigênio, bem como da duração da pausa expiratória. As cânulas nasais funcionam de uma forma semelhante. Se um paciente está respirando normalmente, então um fluxo de oxigênio de 4 litros/minuto fornecerá uma concentração inspirada de oxigênio de cerca de 40%. Se necessário, isso pode ser verificado com um analisador de oxigênio.

Se uma concentração de oxigênio inspirado de mais de 60% é necessária, ela não pode geralmente ser ministrada por uma máscara de oxigênio descartável. É necessária uma máscara facial anestésica.

31.2 Chamadas da recuperação

Você será chamado frequentemente à recuperação para avaliar pacientes. Além dos problemas imediatos, como obstrução das vias aéreas e incapacidade de respirar (ver Capítulo 19), as dificuldades resumidas no Quadro 31.3 são comuns e atrasam a transferência do doente à enfermaria.

Quadro 31.3 Problemas da recuperação tardia

- Hipotensão
  - causas comuns
    - sangramento e/ou fluidos IV inadequados
    - anestesia regional – peridural ou raquianestesia
    - insuficiência ventricular esquerda
    - vasodilatação no reaquecimento
  - tratamento: fluidos IV (coloide) ± vasopressor
- Hipertensão
  - causas comuns
    - hipertensão preexistente
    - dor
    - ansiedade (secundária à reversão inadequada)
  - tratamento: vasodilatador, analgesia, drogas reversivas
- Dor
  - considerar o uso de uma variedade de diferentes drogas (analgesia multimodal) incluindo
    - paracetamol IV*
    - AINEs IV e retal
    - opioides (uma única via)
    - anestésicos locais (anestesia complementar peridural ou bloqueio nervoso se indicado)

---

*N. da RT.: Não disponível no Brasil, considerar dipirona.

Finalmente, o pessoal da recuperação pode persegui-lo para completar gráficos anestésicos inadequados e prescrições para fluidos IV no pós-operatório, analgésicos, antieméticos e oxigênio. A atenção deles aos detalhes pode salvar pacientes, colegas de anestesia e o departamento jurídico do hospital de grandes problemas, ouça então as suas preocupações, sorria e faça o necessário.

Capítulo 31 • Manejo do paciente na área de recuperação... 199

31.3 Alta

Os critérios para alta da sala de recuperação estão tornando-se comuns. Os principais pontos de relevância anestésica são mostrados no Quadro 31.4.

Quadro 31.4 Critérios típicos para a alta da recuperação

- Paciente acordado e respondendo apropriadamente a comandos
- Vias aéreas superiores desobstruídas e reflexos presentes
- Respiração satisfatória
- Estabilidade cardiovascular
- Controle adequado da dor, sem vômitos
- Normotérmico
- Analgésicos, antieméticos, fluidos IV, oxigênio prescrito

31.4 Conclusão

O tratamento do paciente na sala de recuperação continua a ser da responsabilidade do anestesiologista, que deve estar disponível para lidar com quaisquer complicações que possam surgir. O anestesiologista também é responsável pela alta do paciente da área de recuperação para a enfermaria, e cada vez mais este é um procedimento formal, documentado. Lembre-se que a sala de recuperação é um bom refúgio para pacientes que necessitam de reanimação antes da cirurgia – a equipe geralmente está do seu lado.

Capítulo 32 Analgesia pós-operatória

A dor é uma resposta subjetiva a estímulos nociceptivos, e os pacientes variam muito em sua necessidade de analgesia após a cirurgia. Por exemplo, a quantidade de morfina necessária no pós-operatório varia dez vezes após a mesma operação. Esquemas analgésicos devem levar em conta esta resposta imprevisível. Equipes de dor aguda são um desenvolvimento popular na prática anestésica e chamaram a atenção para fracassos passados na prestação de uma analgesia pós-operatória adequada. As vantagens alegadas da boa analgesia são mostradas no Quadro 32.1.

Quadro 32.1 Vantagens alegadas de uma boa analgesia pós-operatória

- Razões humanitárias
- Razões psicológicas
- Menos complicações respiratórias
- Menos respostas cardiovasculares adversas
- Menos complicações autonômicas (sudorese, vômitos)
- Mobilização precoce
- Menos trombose venosa profunda
- Retorno precoce à vida/trabalho normal

As vantagens humanitárias e psicológicas da boa analgesia são óbvias. A dor, especialmente após a cirurgia abdominal, pode levar à deterioração da função respiratória por uma redução da capacidade ventilatória e uma incapacidade de tossir. Atelectasia pulmonar e infecção são mais prováveis. A dor provoca taquicardia e hipertensão, e isto pode exacerbar qualquer isquemia miocárdica existente. Sudorese e vômitos podem acompanhar a dor, e uma boa analgesia torna a mobilização precoce e a reabilitação mais fácil.

32.1 Influências na dor pós-operatória

A dor pós-operatória é afetada por muitos fatores, incluindo aqueles listados no Quadro 32.2.

Quadro 32.2 Fatores que influenciam a dor pós-operatória

- Idade
- Gênero
- Classe social
- Ansiedade
- Compreensão da cirurgia
- Atitudes da equipe
- Alívio da dor em outros pacientes
- Tipo de cirurgia
- Tipo de anestesia

Os idosos toleram a dor melhor do que os adultos mais jovens, e as mulheres são mais estoicas que os homens. As pessoas das classes socioeconômicas C, D e E toleram melhor a dor do que nas classes sociais A e B. Pacientes com elevada pontuação de ansiedade pré-operatória experimentam mais dor. A redução da ansiedade e a educação do paciente sobre a cirurgia demonstraram diminuir a dor pós-operatória.

As atitudes dos funcionários e a adequação da analgesia ministrada a outros pacientes da enfermaria também são importantes. Funcionários que estão relutantes, ou têm pouco tempo para oferecer uma boa analgesia no pós-operatório, afetam negativamente a recuperação do paciente. Medo dos efeitos colaterais dos medicamentos (p. ex., a dependência de opioides) é uma razão totalmente inaceitável para o pessoal de enfermagem não fornecer o analgésico tanto quanto seja necessário.

32.2 Métodos de analgesia pós-operatória

Uma abordagem às necessidades de analgesia pós-operatória do paciente deve ser considerada durante a visita pré-operatória (Quadro 32.3).

Quadro 32.3 Plano geral de analgesia pós-operatória

- Avaliação e discussão pré-operatórias com o paciente
- Pré-medicação
- Medicamentos sistêmicos
  - não esteroides anti-inflamatórios

- opioides
- via
  - oral
  - intramuscular
  - venosa
  - subcutânea
  - retal
- modo de aplicação
  - controlada pelo paciente ou pela equipe médica
  - métodos contínuos *versus* intermitentes
- Técnicas anestésicas regionais
  - agente anestésico local
  - adição de opioides
  - via
    - epidural
    - espinal
    - caudal
    - bloqueios nervosos específicos
    - infiltração da ferida
  - modo de aplicação
    - *bolus* único no momento da cirurgia/intermitente/infusão
- Técnicas diversas
  - esteroides
  - Entonox
  - estimulação nervosa transcutânea
  - acupuntura
- Benefícios *versus* efeitos colaterais
- Acompanhamento

A importância da visita pré-operatória e a explicação para o paciente dos procedimentos não podem ser sobrevalorizadas. O consentimento para vias não usuais de administração de drogas (p. ex., retal no Reino Unido) deve ser obtido. Em alguns pacientes, a analgesia pós-operatória começa com a pré-medicação e a administração de opioides.

Drogas sistêmicos

Anti-inflamatórios não esteroides (AINEs) como aspirina, paracetamol, diclofenaco e piroxicam podem ser ministrados como analgésicos orais. Esses agentes são frequentemente misturados com codeína e di-hidrocodeína, que são ocasionalmente ministradas por si só. A escolha dos medicamentos depende da preferência pessoal do anestesiologista. Os AINEs têm efeitos colaterais importantes (Quadro 32.4).

> **Quadro 32.4** Principais efeitos colaterais dos AINEs
> - Ulceração gástrica
> - Diminuição da agregação plaquetária
> - Interações medicamentosas (p. ex., diuréticos e potássio sérico)
> - Hipersensibilidade
> - Insuficiência renal

A morfina é a droga opioide padrão ouro, e é amplamente utilizada para analgesia pós-operatória. A petidina é considerada menos sedativa e tem propriedades relaxantes sobre o músculo liso. Consideramos a petidina um emético potente e um analgésico fraco, e nunca a usamos. Todos os opioides têm efeitos colaterais (Quadro 32.5).

> **Quadro 32.5** Principais efeitos colaterais dos opioides sistêmicos
> - Náuseas e vômitos
> - Sedação
> - Disforia
> - Euforia
> - Constipação
> - Esvaziamento gástrico retardado
> - Alucinações

O método tradicional de proporcionar analgesia pós-operatória, dando morfina intramuscular a pedido do paciente, tem muitas desvantagens, incluindo analgesia intermitente e dose insuficiente.

Analgesia controlada pelo paciente (PCA)

Bombas de seringa foram concebidas de modo que os pacientes (e não visitantes ou membros da equipe) possam administrar sua própria analgesia por via intravenosa. As bombas devem ser seguras e programadas para proporcionar analgesia suficiente após uma grande cirurgia (Tabela 32.1). Uma vez programadas, devem ser bloqueadas de modo que nem a seringa de opioides nem os controles estejam acessíveis. Analgesia controlada pelo paciente não significa analgesia programada pelo paciente. Uma cuidadosa explicação ao paciente sobre a PCA é essencial para o sucesso da técnica.

Em teoria, se o paciente ficar muito sonolento, ele não vai apertar o botão e, por isso, não irá receber doses excessivas de opioides. Apesar disso, a equipe deve monitorar, pelo menos de hora em hora, a intensidade da dor, a quantidade de analgesia utilizada, o grau de sedação e a taxa respiratória. Se a frequência respiratória for inferior a dez respirações/minuto ou o

Tabela 32.1 Esquema típico para a bomba de morfina intravenosa ACP

Detalhes da droga	Regime
Dose	50 mg em 50 mL de cloreto de sódio
Concentração	1 mg/mL
Dose *bolus*	1 mg
Tempo de bloqueio *(lock-out)*	5 minutos
Limite de dose por hora	12 mg

paciente estiver muito sonolento, a infusão deve ser interrompida. O antagonista opioide, naloxona, deve estar disponível e pode ser ministrado em casos de depressão respiratória grave, mas deve-se lembrar que a analgesia também será revertida. Pequenas doses repetidas de naloxona podem ser necessárias.

Infusões subcutâneas

Os opioides podem ser ministrados por via subcutânea por meio de bombas de infusão contínua que são alteradas pela equipe, não pelo paciente. A morfina é ministrada em uma concentração de 2,5 mg/mL (50 mg em 20 mL de solução de cloreto de sódio). Por exemplo, a infusão é ministrada a uma taxa de 1,25-3,75 mg/h. Incrementos de 2,5 mg podem ser ministrados para dor súbita. O monitoramento deve ser realizado como descrito acima; a sobredose provoca sonolência grave e depressão respiratória.

Técnicas regionais

Fármacos anestésicos locais podem ser ministrados como um único *bolus*, por injeções intermitentes, ou como uma infusão contínua. Eles podem ser ministrados para dentro do tecido subcutâneo em torno de uma ferida, em articulações, na cavidade pleural e na região da medula espinal (epidural, espinal, caudal). Os opioides são frequentemente ministrados por via epidural, ou em combinação com anestésicos locais, ou individualmente, para proporcionar analgesia. Os anestésicos locais têm efeitos secundários tóxicos (ver Capítulo 15). O equilíbrio das possíveis complicações *versus* benefício deve ser considerado.

Diversos

Entonox (50% N_2O: 50 O_2%) é utilizado para ajudar a aliviar a dor de curta duração de alguns procedimentos, como a remoção de drenos torácicos. Esteroides podem reduzir o edema e, consequentemente, a dor nos procedimentos odontológicos.

Estimuladores nervosos transcutâneos e acupuntura são usados ocasionalmente como adjuntos a outras técnicas analgésicas.

32.3 Conclusão

Muitas técnicas estão disponíveis para proporcionar o alívio da dor após a cirurgia. Os efeitos colaterais são inevitáveis, e alguns deles, como vômitos com opioides, podem ser angustiantes. É essencial que você avalie a eficácia ou não do regime escolhido de analgesia pós-operatória e peça as opiniões dos pacientes.

Capítulo 33 Anestesia em trauma de crânio

Os pacientes com lesões na cabeça sofrem dano cerebral *primário* no momento do trauma. A lesão cerebral secundária ocorre após um insulto inicial e é causada por uma redução de perfusão e oxigenação cerebrais. O anestesiologista pode reduzir a morbidade e mortalidade dos danos cerebrais *secundários*, prevenindo ou tratando as causas listadas no Quadro 33.1.

Quadro 33.1 Causas de danos cerebrais secundários após o trauma
- Hipoxemia
- Hipercapnia
- Hipotensão
- Aumento da pressão venosa cerebral
  - tosse
  - esforço
- Infecção

33.1 Considerações gerais
Uma avaliação rápida do paciente deve acontecer antes da reanimação e do tratamento. O exame físico deve incluir uma avaliação cuidadosa da coluna cervical, já que há uma alta correlação entre fraturas de crânio e fraturas no pescoço. O pescoço deve ser imobilizado por tração cervical em linha, ou por um colar cervical rígido no pescoço, até a exclusão radiográfica de uma fratura tenha sido realizada. Lesões do tórax e abdominais com risco de morte devem ser procuradas com cuidado, e seu controle e tratamento devem ter prioridade sobre transferência ou intervenção neurocirúrgica. As unidades de neurocirurgia são muitas vezes hospitais isolados e têm de transferir os pacientes para hospitais próximos para cirurgia torácica e abdominal de grande porte antes da intervenção neurocirúrgica.

A via aérea deve ser limpa de sangue, dentes e destroços, e protegida por intubação traqueal, se necessário. A avaliação das vias aéreas é obrigatória, e você deve presumir que o paciente está com o estômago cheio. Se a intubação for considerada necessária e a avaliação da via aérea mostrar que ela tem boas chances de ser bem-sucedida, uma técnica de indução por sequência rápida pode ser realizada. O tiopental e o propofol atenuam o aumento da pressão intracraniana, que ocorre com a laringoscopia. O succinilcolina aumenta a pressão intracraniana transitoriamente, mas isso é aceitável, em comparação com os riscos de uma via aérea obstruída. Além disso, a hiperventilação após a intubação diminui rapidamente a pressão intracraniana. A sonda nasogástrica esvazia o estômago, e deve ser inserida após a intubação traqueal. As razões para a intubação traqueal em um paciente com uma lesão craniana são mostradas no Quadro 33.2.

Quadro 33.2 Indicações para intubação traqueal no paciente com lesão craniana

- Proteção das vias aéreas
  - perda de reflexos laríngeos
  - paciente inconsciente (CCS < 8)
  - via aérea comprometida (p. ex., lesões faciais)
- Hipoventilação
  - hipoxemia
  - hipercapnia
  - lesão torácica associada
  - drogas associadas
  - obstrução das vias aéreas
  - aspiração do conteúdo gástrico
- Antes da transferência inter-hospitalar
  - deterioração neurológica em trânsito
  - convulsões
  - paciente inconsciente (CCS < 8)

A hipoventilação causa hipóxia e hipercapnia, e a tosse e o esforço em um tubo traqueal aumentam a pressão intracraniana. A hiperventilação controlada a um P_aCO_2 de cerca de 4 kPa é utilizada para controlar a pressão intracraniana, e drogas neuromusculares bloqueadoras são ministradas, se necessário. Um $P_aO_2 \geq 13$ kPa deve ser alcançado.

A hipotensão resulta em perfusão cerebral reduzida, e a reposição adequada de líquidos é essencial. O traumatismo craniano fechado nunca é uma causa de hipotensão arterial em adultos, e outros fatores devem ser procurados.

A avaliação neurológica é realizada com a Escala de Coma de Glasgow (GCS) (Tabela 33.1).

Tabela 33.1 A Escala de Coma de Glasgow (GCS): avaliação neurológica

Resposta	Pontuação
Melhor resposta motora	
obedece a comandos	6
localiza estímulos dolorosos	5
retira ao estímulos dolorosos	4
se flexiona com estímulos dolorosos	3
extensão com estímulos dolorosos	2
sem resposta	1
Melhor resposta verbal	
orientado	5
confuso	4
palavras inadequadas	3
sons incompreensíveis	2
nenhuma resposta	1
Resposta de abertura dos olhos	
espontaneamente	4
ao comando verbal	3
ao estímulo doloroso	2
nenhuma resposta	1

Sinais localizadores e reação pupilar também deverão ser procurados e observados. As mudanças sequenciais na notação GCS são uma forma conveniente de avaliar o progresso neurológico. Uma GCS de menos de 8 é grave e, frequentemente, é uma indicação para intubação traqueal.

O tratamento adicional do paciente com lesão craniana inclui a utilização de manitol por via intravenosa (0,5 g/kg), o que diminui a pressão intracraniana transitoriamente. Anticonvulsivantes podem ser necessários, se ocorrerem convulsões, e os antibióticos são usados profilaticamente em pacientes com fraturas compostas no crânio. Informações adicionais podem ser obtidas com o centro neurocirúrgico regional.

33.2 Transferência inter-hospitalar

Os pacientes são frequentemente transferidos para passar pela neurocirurgia. A decisão de operar ou não depende das tomografias do cérebro. Diretrizes para a transferência de pacientes com lesões na cabeça são mostradas no Quadro 33.3.

Quadro 33.3 Diretrizes para a transferência de pacientes com lesões cranianas
- Estabilização fisiológica antes da transferência
- Médico acompanhante com experiência adequada
- Drogas e equipamentos adequados para a transferência
- Pacientes intubados necessitam de
  - sedação
  - bloqueador neuromuscular
  - analgesia se indicado
- Use drogas de curta ação para permitir a avaliação neurológica
- Monitoramento mínimo aceitável

Pacientes intubados não devem ter a pressão intracraniana aumentada durante a transferência por meio de tosse ou esforço, e a hiperventilação deverá ser mantida. São usadas drogas de curta duração de ação, como propofol, fentanil e bloqueadores neuromusculares. Um relatório detalhado ao anestesiologista receptor no centro neurocirúrgico é essencial.

33.3 Conclusão

O anestesiologista tem um papel importante no tratamento do paciente com lesão craniana, e a prevenção de qualquer lesão cerebral secundária é a prioridade inicial. Transferência de um paciente com uma lesão craniana a um centro de neurocirurgia não deve ser realizada por um residente novato. No entanto, isso ainda ocorre com frequência, e, se você tiver alguma dúvida sobre as vias aéreas e/ou o estado neurológico, deve ser realizada intubação traqueal e ventilação.

Capítulo 34 Anestesia fora do centro cirúrgico

Ocasionalmente, você será solicitado a realizar uma anestesia longe das salas de operações. Anestesiologistas inexperientes não devem ser envolvidos com esse trabalho, já que "jogar fora de casa" é mais perigoso.

Dentro do hospital, anestesias podem ser ministradas:

- Na unidade psiquiátrica para terapia eletroconvulsiva.
- No departamento de acidentes e emergência.
- Na unidade coronariana.
- No departamento de radiologia.

Fora do hospital você pode ser solicitado a manter a anestesia durante a transferência de pacientes entre hospitais.

Os princípios e a prática da anestesia segura permanecem os mesmos, independentemente do local. Os requisitos essenciais são mostrados no Quadro 34.1, e, se estes não forem cumpridos, o paciente deve ser transferido para um ambiente seguro. Um anestesiologista sênior deve ser chamado, se qualquer dificuldade anestésica for prevista.

Quadro 34.1 Requisitos mínimos para condução de anestesia

- Assistência qualificada e experiente
- Equipamento de anestesia verificado
  - estoques de gás medicinal
  - vaporizadores
  - sistemas respiratórios
  - ventilador
- Sucção adequada (aspirador)
- Inclinação adequada da mesa
- Pelo menos dois laringoscópios funcionando
- Conjunto adequado de máscaras faciais, vias aéreas, tubos traqueais

(Continua)

- Equipamento mínimo de monitoramento com alarmes
- Medicamentos adequados disponíveis
- Caixa de drogas de ressuscitação presente
- Desfibrilador funcionando
- Instalações apropriadas para recuperação e funcionários

Em geral, uma anestesia que necessita de indução rápida deve ser realizada nas salas de operações principais.

Crises e complicações podem ocorrer em qualquer lugar, e você deve estar preparado. Não seja persuadido a trabalhar com instalações inadequadas. A equipe médica local pode ser muito tranquilizadora sobre a segurança da anestesia ao longo dos últimos 20 anos em alguns corredores longínquos do hospital.

34.1 Eletroconvulsoterapia

A terapia convulsiva terapêutica é utilizada para o tratamento de depressão grave. O anestesiologista deve considerar os pontos mostrados no Quadro 34.2, além dos requisitos mínimos para a aplicação da anestesia.

Quadro 34.2 Considerações para anestesia na terapia eletroconvulsiva

- Anestesia em local remoto
- Estado mental do paciente
- Convulsão modificada
- Proteção dos dentes
- Terapia medicamentosa concomitante
- Procedimento de curta duração

Após a indução da anestesia, a convulsão é modificada pela utilização de pequenas doses de succinilcolina (25-50 mg), o que torna o paciente apneico durante alguns minutos. A dor muscular após a anestesia não é um grande problema. Os dentes têm de ser protegidos pela boca quando a convulsão é aplicada.

Uma vez que o anestesiologista não deve tocar o paciente no momento do início da convulsão, a oxigenação adequada deve ser assegurada antes do tratamento.

34.2 Anestesia para acidentes e emergência

O anestesiologista é um visitante frequente do serviço de urgência para ajudar na ressuscitação cardiopulmonar. A anestesia neste ambiente costumava ser comum e era realizada em condições difíceis; instalações de monitoramento e recuperação eram muitas vezes inexistentes. Dois autores estiveram envolvidos com "listas de baixas" – elas eram perigosas para os pacientes e, aparentemente, edificantes para nós.

A cirurgia deve ocorrer apenas se os requisitos básicos de anestesia segura são atendidos (Quadro 34.1). A anestesia é muitas vezes difícil, por exemplo, para a drenagem de um abscesso em um paciente que não foi pré-medicado. Se você tiver qualquer dúvida sobre a segurança do paciente, a cirurgia deve ser realizada na sala de operações principal.

34.3 Procedimentos radiológicos

Mais uma vez, os requisitos básicos da anestesia segura devem ser atendidos. Para os procedimentos de tomografia, o anestesiologista muitas vezes tem de deixar o paciente e ir para a sala de tomografia, retornando para monitorar o paciente fisicamente entre os exames. Você precisa ser capaz de ver o paciente, por meio de uma janela ou televisão remota, em todos os momentos. O equipamento de monitoramento deve estar sempre claramente visível. Em procedimentos radiológicos, o circuito anestésico tem frequentemente 2-3 m de comprimento, e os acessos à via aérea e venoso são difíceis durante o exame. A anestesia geral com controle das vias aéreas é quase sempre mais segura do que a sedação. Em especial, nunca aplique sedação em um paciente com lesão craniana. Cuidado com o paciente "urgente" com sangramento abdominal que é enviado para uma tomografia computadorizada antes da cirurgia – uma ressuscitação no departamento de radiologia no meio da noite deve ser evitada a todo custo.

34.4 Anestesia para cardioversão

A cardioversão é muitas vezes realizada na unidade coronariana, onde o monitoramento apropriado está geralmente disponível. Isto evita os riscos de se transportar um paciente doente. Quaisquer arritmias posteriores são normalmente geridas pelo cardiologista. Os requisitos mínimos da anestesia segura devem ser atendidos. O procedimento é, frequentemente, de curta duração, e a cardioversão ocorre sob a dose de indução do agente intravenoso.

34.5 Transporte inter-hospitalar de pacientes

Os requisitos de monitoramento de pacientes submetidos à anestesia foram discutidos no Capítulo 10. Requisitos semelhantes devem ser respeitados quando os pacientes são transportados. Considerações anestésicas adicionais são mostradas no Quadro 34.3.

> **Quadro 34.3** Considerações anestésicas para o transporte de pacientes
> - Condição médica do paciente que necessita de transporte
> - Familiaridade com o equipamento
> - Vias aéreas e acesso vascular seguros
> - Drogas para gerenciar o transporte com segurança
> - Monitoramento adequado
> - Transferir para um membro qualificado da equipe no hospital receptor

Os pacientes devem estar fisiologicamente estáveis antes da transferência. As ambulâncias muitas vezes contêm ventiladores e aspiradores que são diferentes dos encontrados em hospitais. A familiarização com eles é essencial antes da remoção do paciente. Os tubos traqueais e os acessos venosos devem estar fixos. As drogas corretas para a manutenção de anestesia, paralisia e reanimação devem estar disponíveis. Um paciente em ventilação mecânica requer o mesmo monitoramento como aquele na sala de operações ou na unidade de cuidados intensivos.

34.6 Trabalho na enfermaria

Você pode ser chamado para a enfermaria cirúrgica para ajudar a resolver problemas depois da cirurgia. Estes chamados muitas vezes ocorrem em horas extraordinárias, e a avaliação inicial deve seguir a ordem básica Vias Aéreas, Respiração, Circulação. Não tente uma grande ressuscitação na enfermaria, mas transporte o paciente para a sala de operações/unidade de recuperação.

Os problemas mais comuns em enfermarias cirúrgicas são:

- Hipotensão – é muitas vezes o resultado de perda de sangue, e um *bolus* IV de coloide irá corrigir o problema. Lembre-se de outras possibilidades, como infarto do miocárdio, embolia pulmonar e sepse.
- Perda de consciência – pode resultar da administração inadequada de analgésicos ± sedativos, particularmente os opioides, acidentes vasculares encefálicos, hipo/hiperglicemia e hipotireoidismo.
- Infusões epidurais – a hipotensão normalmente responde a um *bolus* IV de coloide, mas uma pequena dose de efedrina pode ser necessária. O controle inadequado da dor pode ser difícil de gerir. Um pequeno *bolus* (5-10 mL) da bomba pode ajudar, o catéter pode precisar ser retirado de modo que apenas 3 cm são deixados no espaço epidural, particularmente se houver um bloqueio unilateral, ou pode ser possível fornecer um opioide por via epidural ou por via intravenosa. Nunca administre epidural e analgésicos opioides IV simultaneamente. Se você não tiver certeza, remova a epidural e use outro(s) método(s) de analgesia. Uma epidural com 'vazamento' normalmente precisa ser reposicionada. Dor intensa

nas costas e fraqueza progressiva das pernas felizmente são raras, mas necessitam de intervenção urgente. Pare a epidural, e, se o problema não se resolver rapidamente, considere um hematoma epidural.

34.7 Conclusão

Cuidado com a anestesia em algum local distante do centro cirúrgico. Se você tem alguma dúvida sobre a segurança do procedimento, então, insista que o paciente seja transferido para a sala de operações principal. Qualquer inconveniente que isso possa causar é trivial quando comparado com a ocorrência de uma catástrofe anestésica.

Capítulo 35 Aforismos anestésicos

Se você não tiver paciência para ler todos os outros capítulos, então, os aforismos seguintes vão ensinar muito sobre a prática segura da anestesia. Agradecemos aos nossos colegas anestesiologistas, no passado e no presente, por sua ajuda na elaboração desta lista de epigramas que incluem sabedoria, ditos espirituosos e uma grande dose do óbvio.

35.1 Geral

- Nunca comece uma anestesia até que você tenha visto o branco dos olhos do cirurgião.
- Sempre faça xixi antes de iniciar uma anestesia.
- Se você está se sentindo cansado, um bom modo de se reanimar é o seguinte – defeque, faça a barba e tome uma chuveirada (politicamente incorreto, mas não sabemos o equivalente feminino).
- Princípios básicos da anestesia – esteja sempre calmo, seja sempre convincente!
- Princípios básicos da reanimação – chegar, culpar, criticar e sair.
- Lembre-se disto – mantenha as coisas simples, seu bobo.
- A anestesia é "terrivelmente simples", mas quando dá errado, ela é "simplesmente terrível".
- Sempre estude cuidadosamente os gráficos anestésicos anteriores.
- Em caso de dúvida, peça ajuda. Não há lugar para a arrogância em anestesia.
- Seringa grande, seringa pequena, botão branco, botão azul, botão roxo grande – bons para a maioria das coisas.
- Primeira regra da anestesia – se houver uma cadeira na sala de operações, sente-se nela.
- Avaliação pré-operatória – sempre descubra **quem** está fazendo a operação, o **horário** em que está acontecendo e para **onde** o paciente vai após a cirurgia.
- Acidentes são coisas estranhas. Você não sabe que eles estão acontecendo, até que tenham acontecido (A. A. Milne). Fique atento.
- Nunca entre em pânico. Isso se aplica especialmente quando o paciente está tentando morrer e você não tem ideia do motivo.
- Onde há cianose, há vida – por um fio!
- 99% das anestesias são muito fáceis. Um porcento é morte certa!

35.2 Vias aéreas
- Em caso de dúvida, retire. Isso se aplica a tubos traqueais e muitas outras coisas na vida.
- Três coisas exigem respeito em anestesia – as vias aéreas, as vias aéreas e as vias aéreas.
- Quando tudo o mais falhar, desconecte e assopre no tubo traqueal.
- "Dobras" por falta de cuidado custam vidas – não deixe que os tubos de respiração se dobrem.
- O laringoscópio é um retrator da língua, não um extrator de dentes.
- Ninguém morre por falta de intubar a laringe, eles morrem por ventilação e oxigenação insuficientes.
- O gás expirado não contém dióxido de carbono quando você está ventilando o estômago.
- Fixe os tubos traqueais como se sua vida dependesse disso – a vida do paciente depende!
- As cinco primeiras causas de hipóxia súbita de um paciente intubado e ventilado são o tubo, o tubo, o tubo, o tubo e, finalmente, o tubo. O tubo traqueal pode estar fora de posição, desconectado, bloqueado ou dobrado, ou o manguito pode estar herniado.
- Se você estiver prevendo uma via aérea difícil, a pré-medicação com um agente de secagem é útil.
- Em pacientes com uma via aérea potencialmente difícil, tenha sempre um plano B antes de iniciar a anestesia.
- Se você tiver um problema com as vias aéreas, documente-o com cuidado para o próximo anestesiologista.
- Cuidado com pacientes com barba – um queixo retraído pode esconder o que tem por baixo (o que é veementemente negado por um autor).
- A posição "farejando o ar da manhã" para a intubação traqueal pode ser descrita como a posição da cabeça ao tomar o primeiro gole de um copo de cerveja.
- A ponta de um *bougie* de goma-elástica pode ser dobrada após aquecimento com água quente da torneira. Se você tentar dobrá-la quando fria, ela se quebrará.
- Lembre-se das humildes cânulas nasofaríngeas. Ela é útil em pacientes com pouca abertura da boca, dentes soltos e tratamento dentário caro.

35.3 Canulação
- Mantenha sempre os soros no lado adequado do paciente (braço esquerdo, lado esquerdo). Se você não fizer isso, pense sobre o que vai acontecer quando você mover o paciente – um para fora, todos para fora.
- Use uma seringa de 2 mL para desbloquear um acesso venoso coagulado (física básica).

- Se o paciente vai para a UTI/UAD você nunca terá acessos venosos suficientes – sempre insira um acesso sobressalente.
- Em áreas planas da pele, como o antebraço, uma ligeira curvatura para cima do catéter torna a inserção mais fácil (se a curvatura for excessiva a agulha não vai sair!).
- Nunca tente aplicar um esparadrapo com luvas nas mãos (homens de verdade não usam luvas).
- Se você acha que você pode precisar de monitoramento invasivo, você vai. Insira o catéter.
- Se você precisar canular a artéria braquial, e não a artéria radial, utilizar uma cânula de 5 cm de comprimento, em vez de 3 cm, para evitar dobras quando o cotovelo se flexionar.
- Se você está lutando para encontrar uma veia na fossa antecubital, gire o braço externamente e procure com cuidado no lado medial do antebraço.
- Duas vezes o diâmetro de uma cânula dá 16 G vezes a taxa de fluxo. Nunca use o catéter venoso menor do que tamanho 16.
- Nunca diga ao paciente "é um pouco chatinho" antes de inserir uma cânula – é provável que ele lhe diga que é exatamente isso o que você é!
- Um introdutor Swan-Ganz é a melhor cânula para hemorragias maciças.
- Nunca anestesie uma mulher em idade fértil sem a inserção de um catéter de grande calibre (gravidez ectópica).
- Coloque bolsas de sangue em infusores de pressão com o rótulo afastado de você. Quando você puder ver o rótulo da bolsa, ela estará vazia.

35.4 Monitoramento e equipamentos

- Nunca use um ventilador, aparelho de anestesia ou qualquer equipamento com o qual você não está familiarizado. Esta é uma regra absoluta.
- Se você tiver algum problema com o sistema de ventilação/respiração que você não pode identificar e corrigir de imediato, mude para um circuito simples e ventile o paciente manualmente.
- Saiba onde o desfibrilador é mantido na sala de operações e como ele funciona.
- Se o monitor dá um valor anormal, como baixa saturação de oxigênio, verifique o paciente e, em seguida, o equipamento.
- Certifique-se de que você não é o único otário na sala de operações/anestesia.
- Uma bolsa de respiração (AMBU) é indispensável em falha de energia!

35.5 Anestesia neuroaxial/regional

- Nunca convença um paciente não disposto a receber anestesia espinal/epidural.
- Se você precisar de midazolam/fentanil com seu bloqueio local, ele falhou.

- Ao inserir um catéter epidural, retire-o direto da bolsa estéril para evitar que ele se enrosque ou toque em algo não estéril.
- É muitas vezes mais fácil inserir a epidural/espinal em idosos com o paciente em posição sentada, inclinado para frente.
- Tente o interespaço L_5/S_1 quando você falhou mais alto da coluna.
- Ao utilizar solução salina para identificar o espaço epidural, mantenha uma pequena bolha de ar no topo da seringa. Quando não há resistência à injeção de uma solução salina para dentro do espaço epidural, a bolha não irá mudar a forma até que alcance a parte inferior da seringa.
- Se for difícil introduzir um catéter epidural através da agulha, retire a agulha muito suavemente.

35.6 Drogas

- Todas as ampolas de 1 mL têm a mesma aparência – verifique com muito cuidado.
- Sempre rotule todas as seringas.
- A atropina e a adrenalina (epinefrina) são muitas vezes armazenadas uma ao lado da outra.
- O succinilcolina pode facilmente ser administrado equivocadamente se todas as drogas estão em seringas de 2 mL.
- A solução de tiopental pode ter a aparência de antibiótico, e os antibióticos não induzem a anestesia.
- Coloque a etiqueta na seringa no volume que você a preencher. Você pode verificar mais tarde o quanto você aplicou.
- Drogas intravenosas entram em veias, então use o código de cores das torneiras de três vias. Azul para o venoso, vermelho para arterial. Se o acesso tem um filtro, ele está no espaço epidural!
- Para uma indução rápida, tenha sempre prontas duas doses de succinilcolina no caso de uma delas ir parar no piso/teto etc.

35.7 Conclusão

Anestesia é divertido. Nós ainda estamos nos divertindo após um total de prática de mais de 90 anos. Lembre-se:

- Seja gentil – os pacientes estão muito vulneráveis.
- Esteja preparado – planeje sua anestesia.
- Seja profissional – tente emular a definição de Humphrey Bogart de um profissional como alguém que ainda pode dar o seu melhor desempenho quando menos se sentir capaz!

E finalmente...

Se você leu este livro, você tem os princípios da prática segura da anestesia. Você terá dificuldades e cometerá enganos – todos nós cometemos. Se você não tem problemas, então você não está trabalhando duro ou não está sendo honesto. Discuta seus problemas com outros anestesiologistas, nunca tenha medo de pedir ajuda (nós ainda o fazemos), e tente não continuar a cometer o mesmo engano! Em caso de dúvida, o mais simples é melhor. Uma via aérea segura e um bom acesso venoso são a chave para a anestesia segura.

Aproveite a vida – você ingressou em uma grande especialidade.

Índice Remissivo

Números seguidos por um *f*, *t* ou *q* itálico indicam Figuras, Tabelas e Quadros, respectivamente.

A
Absorção
  de CO_2, 42, 43
    sistemas que utilizam, 43
  de glicina, 162*q*
  fatores que influenciam a, 162*q*
Acesso
  vascular, 1, 25-28
    arterial, 28
    codificação por cores, 28
      dos catéteres arteriais, 28
    venoso, 25, 26
      central, 26
      perférico, 25
  venoso, 1, 29
    fluidos intravenosos, 29
Acidente(s)
  anestesia para, 212
  em anestesia, 121-124
    acessórios, 122, 123
      de monitoramento, 123
    catéteres, 121
      venosos, 121
    drogas, 122
    equipamentos, 122
    infusões, 121
      venosas, 121
    peridural, 123
    sala de operações, 124
      ambiente da, 124
    transferência de pacientes, 123
    tubis traqueais, 123
Acidose
  grau de, 79*q*
  grave, 79*q*
  na HM, 83*q*

Acupuntura, 205
Adenosina, 107*q*
Adrenalina
  acidentes em anestesia e, 122
  aforismos anestésicos e, 220
  broncospasmo resistente à, 79
  e anestésico local, 87
  em odontologia, 176
  na hipotensão, 108
  na parada cardíaca, 61, 63
  nas reações anafiláticas, 77
    intravenosa, 78, 80
  nebulizada, 95
    na laringotraqueobronquite, 95
    no crupe, 95
  no broncospasmo intraoperatório, 106
  uso seguro de, 88*q*
    em soluções de anestésico local, 88*q*
Adulto(s)
  reanimação de, 60
  suporte de vida no, 61*f*
    algoritmo de, 61*f*, 62*f*
      avançado, 62*f*
      básico, 61*f*
AED (Desfibrilador Externo Automatizado), 61
Aforismo(s)
  anestésicos, 217-220
    anestesia, 219
      neuroaxial, 219
      regional, 219
    canulação, 218
    drogas, 220
    equipamentos, 219
    geral, 217
    monitoramento, 219
    vias aéreas, 218

Índice Remissivo

Água
  intoxicação por, 163q
    aguda, 163q
      sinais de, 163q
      sintomas de, 163q
Agulha
  de Tuohy, 148f
  de Veress, 154
    trauma por, 154
    inserção de, 155q
    complicações da, 155q
AINEs (Anti-Inflamatórios Não Esteroides), 203
  efeitos colaterais dos, 204q
    principais, 204q
Allen
  teste de, 28
Alta
  da recuperação, 199q
    critérios típicos para, 199q
  da sala de recuperação, 199
    pontuação para, 192t
    critérios de, 192t
Amígdala
  sangramento da, 179
    problemas anestésicos no, 179q
Amigdalectomia
  considerações anestésicas para, 178q
Aminofilina, 79q, 106, 144
Amiodarona, 63, 107q
Anafilaxia
  tratamento, 78q, 79q
    imediato, 78q
    secundário, 79q
Anal
  cirurgia, 173
    problemas da, 173q
      anestésicos, 173q
Analgesia
  efeitos colaterais, 204
  epidural, 108q
  falta de, 114
  intraoperatória, 171, 173q
  na recuperação tardia, 198
  no paciente doente, 135
  pós-operatória, 52, 150, 171, 172, 173q, 178q, 188, 201-206
    anestesia e, 52, 150
      epidural, 150
      monitoramento em, 52
    da cirurgia, 167, 171q, 188
      abdominal, 171q
      ortopédica, 188
      urológica, 167
    dor pós-operatória, 202
      influência na, 202
      métodos de, 202
        diversos, 205
        drogas sistêmicas, 203
        infusões subcutâneas, 205
        PCA, 204
        técnicas regionais, 205
    para amigdalectomia, 178q
    plano geral de, 202q
    vantagens alegadas, 201q
Anatomia
  do espaço epidural, 146f
Anestesia
  acidentes em, 121-124
    acessórios, 122, 123
      de monitoramento, 123
    catéteres, 121
      venosos, 121
    drogas, 122
    equipamentos, 122
    infusões, 121
      venosas, 121
    peridural, 123
    sala de operações, 124
      ambiente da, 124
    transferência de pacientes, 123
    tubos traqueais, 123
  aparelho de, 103, 219
    monitoramento e, 219
    problemas intraoperatórios, 103
  caudal, 152
  condução de, 211q
    requisitos mínimos para, 211q
  de emergência, 137-144
    princípios da, 137-144
      aspiração pulmonar, 143
      cuidados no pós-operatório, 144
      estômago cheio, 138
      indução de sequência rápida, 142
  em trauma, 207-210
    de crânio, 207-210
      considerações gerais, 207
      transferência inter-hospitalar, 210
  epidural, 145, 146q
    complicações da, 149q
      outras, 149q
      principais, 149q
    contraindicações para, 146q
      absoluta, 146q
      relativa, 146q

equipamentos de, 33-40, 52, 122
  componentes do, 33q
  e acessórios, 122
  fornecimento de gás, 34
    canos, 34
    cilindros, 34
    reguladores de pressão, 34
    rotâmetros, 35
    saída de gás comum, 36
    válvula de agulha do fluxômetro, 35
    vaporizadores, 36
  unidades de pressão, 33
  verificando o, 37
    dispositivo de monitoramento, 37
    equipamento auxiliar, 39
    fornecimento de gás, 38
    lista de verificação, 37q
    meios alternativos de ventilação, 39
    registros, 39
    sistemas, 38, 39
      de exaustão, 39
      de limpeza, 39
      respiratórios, 38
    vaporizadores, 38
    ventilador, 39
espinal, 151
fora do centro cirúrgico, 211-215
  de emergência, 212
  eletroconvulsoterapia, 212
  para acidentes, 212
  para cardioversão, 213
  procedimentos radiológicos, 213
  trabalho na enfermaria, 214
  transporte inter-hospitalar, 213
geral, 137q, 176q
  componentes da, 137q
  em cirurgia dentária, 176q
  considerações para, 176q
máquina de, 1
monitoramento em, 51-56
  na suspeita, 85q
  de HM, 85q
neuroaxial, 219
  aforismos anestésicos, 219
ortopédica, 183q
  considerações gerais em, 183q
para acidentes, 212
  e emergência, 212
para cirurgia, 153-174, 183-193
  abdominal, 169-174
    anal, 173
    considerações, 169, 170q
    estudos de caso, 172

    gerais, 169
    peroperatórias, 170q
    problemas específicos da, 169q, 170q
    pós-operatórios, 170q
    pré-operatórios, 169q
  ambulatorial, 191-193
  ginecológica, 153-159
    curetagem, 157
    ERPC, 157
    gravidez ectópica, 156
    histeroscopia, 158
    laparoscopia, 153
    laparotomia, 158
  ortopédica, 183-189
    considerações gerais, 183
    da coluna vertebral, 188
    da perna, 185
    de joelho, 186q, 187q
    de quadril, 186q, 187q
    do braço, 185
    estudo de caso, 187
  urológica, 161-168
    circuncisão, 167
    cirurgia renal, 168
    operações nos testículos, 168
    problemas anestésicos, 164
    procedimentos cistoscópicos, 167
    RTUP, 161
para odontologia, 175-181
  cirurgia dentária, 176q
  anestesia geral para, 176q
  técnicas anestésicas para, 176q
  emergencial, 177
  estudo de caso, 177
  vias aéreas, 175
    compartilhadas, 175
para otorrinolaringologia, 175-181
  cirurgia do ouvido, 180
  sangramento da amígdala, 179
    problemas anestésicos no, 179q
para pacientes suscetíveis, 85
  à HM, 85
para RTUP, 165, 166q
  geral, 166q
    desvantagens, 166q
    vantagens, 166q
  regional, 166
    desvantagens, 166q
    vantagens, 166q
peridural, 123, 145-152
  acidente com, 123
  e raquianestesia, 145-152

pneumotórax em, 100q
  sinais de, 100q
regional, 145q, 219
  aforismos anestésicos, 219
  requisitos antes de iniciar a, 145q
  sistemas na, 41-46
    respiratórios, 41-46
    ventilatórios, 41-46
Anestésico(s)
  locais, 87-91, 151
    distribuição de soluções de, 151q
      no líquido cerebroespinal, 151q
    injeção de, 90q
      parada cardíaca associada à, 90q
    intoxicação grave por, 90q
      sem parada circulatória, 90q
    soluções de, 88q
      adrenalina em, 88q
    toxicidade dos, 87-91
      grave, 89
      leve, 89, 90
      que significa porcentagem o, 88
Antiácido(s), 140q
Antibiótico(s), 78, 95, 106, 123, 133q,
  144, 165, 170, 172, 176q, 178, 209
  aminoglicosídeo, 171
Anticonvulsivante(s), 209
Antiemético(s), 115, 131q, 198, 199
  potentes, 180
Anti-histamínico(s), 79q
Aparelho
  de exaustão, 49
APL (Válvulas Ajustáveis de Limitação
  de Pressão), 41q, 42
Armazenamento
  de hemácias, 70q
    aditivos utilizados no, 70q
  do sangue, 70
Arritmia(s), 63
  anestesia e, 138, 177
    de emergência, 138
    para cirurgia ginecológica, 154q
    para odontologia, 177
    para otorrinolaringologia, 177
  graves, 107q
    com risco de morte, 107q
      tratamento medicamentoso de, 107q
  intraoperatória, 106
    tratamento, 107
  na intoxicação grave, 90q
    por anestésico local, 90q
  problemas mais comuns, 103, 106
    intraoperatório, 103, 106

ASA *(American Society of Anesthesiologists)*
  classes da, 128q
  de estado físico, 128q
Aspiração
  de conteúdo gástrico, 138, 144, 155q
    na anestesia de emergência, 138, 139
  do catéter, 150
  no intraoperatório, 106
    tratamento, 106
  no pós-operatório, 111
  risco de, 112
  pulmonar, 143
    sinais de, 143q
    risco de, 140q
      na intubação traqueal, 140q
Assepsia, 26
Assistolia, 89q
  na inoxicação aguda, 163q
    por água, 163q
  na parada cardíaca, 63
  no intraoperatório, 107
Atropina
  aforismos anestésicos, 220
  em acidentes, 122
    com anestesia, 122
  na anestesia epidural, 147
  na arritmia grave, 107q
  na cirurgia, 173
    abdominal, 173
  na obstrução, 96
    das vias aéreas, 96
      superiores, 96
  no estridor, 96
  no intraoperatório, 103
Ausculta
  na intubação traqueal, 17
Auscultação
  epigástrica, 17
Avaliação
  das vias aéreas, 3-7
    exames, 4, 7
      outros, 7
    histórico, 3
    sintomas, 4
    testes clínicos, 4
  pré-operatória, 127-132
    específica da obesidade, 129q
    estado físico da ASA, 128q
      classes de, 128q
    exames, 129q
      avançados, 129, 130q
      básicos, 129q
    jejum pré-operatório, 131

operações, 127q
  classificação de, 127q
  pré-medicação, 130, 131q
  razões para, 131q
  quando pedir conselhos, 131
  terapia medicamentosa, 131
Ayres
  T de, 45

B
Bacteriemia, 165
Bain
  circuito de, 45
  sistemas de, 45f
    coaxiais, 45f
  sistemas de, 45f
    coaxiais, 45f
Benzodiazepínico(s), 84, 131
  intravenosos, 176
  na HM, 85q
Beriplex, 71
Bolsa(s), 41
  funções da, 42q
  em sistemas respiratórios, 42q
  prensas de, 47
Braço
  cirurgia do, 185
    anestesia para, 185
    considerações anestésicas, 185q
    técnicas anestésicas, 185q
Bradicardia(s), 63
  no adulto, 64f
  algoritmo de, 64f
Broncospasmo(s)
  intraoperatório, 105, 106
    adrenalina no, 106
    tratamento do, 405
    resistente à adrenalina, 79
Bupivacaína, 87
BURP (Aplicação de Pressão para Trás, para Cima e para a Direita), 12

C
Cafeína, 82
Cálcio
  homeostase do, 81
Campo(s) Visual(is)
  laringoscópicos, 16
Cano(s), 34
Canulação
  aforismos anestésicos, 218
  venosa, 1

Cardioversão
  anestesia para, 213
Catéter(es)
  epidural, 148f
  venosos, 25t, 121
    acidentes em anestesia com, 121
    típicos, 25t
    taxas de fluxo por, 25t
Cateterização
  da veia jugular, 27q
    interna, 27q
    complicações da, 27q
Centro Cirúrgico
  anestesia fora do, 211-215
    de emergência, 212
    eletroconvulsoterapia, 212
    para acidentes, 212
    para cardioversão, 213
    procedimentos radiológicos, 213
    trabalho na enfermaria, 214
    transporte inter-hospitalar, 213
Cianose
  intraoperatória, 106
  pós-operatória, 118
CID (Coagulação Intravascular Disseminada), 74
Cilindro(s), 34
Circuncisão
  anestesia para, 167
Cirurgia
  anestesia para, 153-174, 183-193
    abdominal, 169-174
      anal, 173
      considerações, 169, 170q
        estudos de caso, 172
      gerais, 169
      peroperatórias, 170q
      problemas específicos da, 169q, 170q
      pós-operatórios, 170q
      pré-operatórios, 169q
    ambulatorial, 191-193
    ginecológica, 153-159
      curetagem, 157
      ERPC, 157
      gravidez ectópica, 156
      histeroscopia, 158
      laparoscopia, 153
      laparotomia, 158
    ortopédica, 183-189
      considerações gerais, 183
      da coluna vertebral, 188

da perna, 185
de joelho, 186q, 187q
de quadril, 186q, 187q
do braço, 185
estudo de caso, 187
urológica, 161-168
circuncisão, 167
cirurgia renal, 168
operações nos testículos, 168
problemas anestésicos, 164
procedimentos cistoscópicos, 167
RTUP, 161
de curta internação, 191q
critérios para alta, 192q
diretrizes de seleção, 191q
dentária, 176q
considerações em, 176q
para anestesia geral, 176q
técnicas anestésicas para, 176q
do ouvido, 180
médio, 180q
considerações anestésicas, 180q
laparoscópica, 155q
problemas anestésicos da, 155q
CK (Creatinoquinase)
circulante, 81
CO_2 (Dióxido de Carbono)
absorção de, 42, 43
sistemas que utilizam, 43
vantagens do uso de, 153q
para pneumoperitônio, 153q
Coluna
vertebral, 188
cirurgia da, 188
considerações anestésicas, 188q
Componente(s)
da anestesia geral, 137q
do circuito respiratório, 41q
anestésico, 41q
dos sistemas, 41
respiratório, 41
ventilatório, 41
Concentração(ões), 63
Conexão(ões), 42
Controle
das vias aéreas, 4q, 9-13
métodos, 9
posição, 9
Corda(s) Vocal(is)
técnicas de intubação, 15q
abaixo das, 15q
acima das, 15q

Corpo
estranho, 96
obstrução por, 956
das vias aéreas, 96
perda de calor do, 117q
no pós-operatório, 117q
prevenção da, 117q
CPD (Citrato, Fosfato e Dextrose)
solução de, 70
Crânio
trauma de, 207-210
anestesia em, 207-210
considerações gerais, 207
transferência inter-hospitalar, 210
Crupe
obstrução por, 95
das vias aéreas, 95
Curetagem
anestesia na, 157
considerações anestésicas na, 157q

D

Dano(s)
cerebrais, 207
primários, 207
secundários, 207
após trauma, 207q
Desfibrilação, 60
Despertar
atraso no, 116
o paciente, 22
Distância
mentoesternal, 6
tireomentoniana, 6
Distribuição
de soluções, 151q
de anestésicos locais, 151q
no líquido cerebroespinal, 151q
Distúrbio(s)
de temperatura, 117
no pós-operatório, 117
Dor
pós-operatória, 202
fatores que influenciam a, 202q
influência na, 202
da analgesia, 202
DPG (2,3-difosfoglicerato)
depleção de, 73
Droga(s)
aforismos anestésicos, 220
anestésicas, 87t, 122
acidentes com, 122
locais, 87t
características das, 87t
sistêmicas, 203

E

Efeito(s)
  colaterais, 142q
    da succinilcolina, 142q
    principais, 142q
Eletroconvulsoterapia, 212
Emergência
  anestesia de, 137-144
    princípios da, 137-144
      aspiração pulmonar, 143
      cuidados no pós-operatório, 144
      estômago cheio, 138
      indução de sequência rápida, 142
  anestesia para, 212
Epiglotite
  obstrução por, 95
    das vias aéreas, 95
Equipamento(s)
  aforismos anestésicos, 219
  anestésico, 33q
    componentes do, 33q
      lista de verificação do, 37q
  auxiliar, 39
  de anestesia, 33-40, 52, 122
    e acessórios, 122
      acidentes com, 122
      fornecimento de gás, 34
      unidades de pressão, 33
      verificando o, 37
  ventiladores e outros, 47-50
ERPC (Evacuação de Produtos Retidos da Concepção)
  anestesia na, 157
Espaço
  epidural, 146f
    anatomia do, 146f
Estômago
  cheio, 138
    e anestesia, 138
    de emergência, 138
Estridor
  apresentação clínica, 93
  diagnóstico, 94
    corpo estranho, 96
    crupe, 95
    epiglotite, 95
    laringotraqueobronquite, 95
  manejo da intubação, 96
  obstrução das vias aéreas, 93-97
    superiores, 93-97
EWS (Pontuação de Aviso Precoce), 134

Exame(s)
  avançados, 129, 130q
  básicos, 129q
Exaustão
  aparelho de, 49
Extubação
  acidental, 16

F

Falha
  de intubação, 21-23
    curso de ação para, 21q
      inicial, 21q
    decisões secundárias, 22
    estratégia inicial, 21
FGF (Fluxo de Gás Fresco), 45f
Filtro, 148f
Fluido(s)
  de irrigação urológica, 161q
    exigências para, 161q
  intravenosos, 29-31
    coloides, 31
    cristaloides, 30
    soluções, 30
      contendo glicose, 30
Fluxo
  taxas de, 25t
    por catéteres venosos, 25t
    típicos, 25t
Função
  neuromuscular, 114q
    adequada, 114q
    sinais de, 114q
FV (Fibrilação Ventricular), 63

G

Gás
  fornecimento de, 34, 38
    canos, 34
    cilindros, 34
    reguladores de pressão, 34
    rotâmetros, 35
    saída de gás comum, 36
    válvula de agulha do fluxômetro, 35
    vaporizadores, 36
  insuflação de, 154
    problemas por, 154
    na laparoscopia, 154
GCS (Escala de Coma de Glasgow)
  avaliação neurológica, 209t
Glicina
  absorção de, 162q
    fatores que influenciam a, 162q
Glicose
  soluções contendo, 30

Gravidez
   ectópica, 156
      anestesia na, 156
         estudo de caso, 157
         considerações anestésicas na, 156q

H

HAFOE (Alta Corrente de Ar com Enriquecimento com Oxigênio), 197
Hemorragia
   e transfusão de sangue, 69-76
Hipertensão
   intraoperatória, 109
      causas da, 109q
      tratamento, 109
Hipertermia
   pós-operatória, 118q
      causas da, 118q
Hipocalemia
   complicações da, 170q
Hipotensão
   induzida, 180q
      técnicas de, 180q
   intraoperatória, 108
      principais causas da, 108q
      tratamento, 108
Hipotermia
   pós-operatória, 117q
      fatores que predispõem a, 117q
Hipoxemia
   pós-operatória, 196q
      causas de, 196q
Histeroscopia
   anestesia na, 158
HM (Hipertermia Maligna), 81-85
   apresentação, 82
   gestão para, 84q
      plano global da, 84q
      pacientes suscetíveis à, 85
         anestesia para, 85
   sinais clínicos, 83q
   sinais metabólicos, 83q
   suspeita de, 85q
      anestesia na, 85q
   tratamento, 83
HME (Hipertermia Maligna [Equívoco]), 82
HMN (Hipertermia Maligna [Normal]), 82
HMS (Hipertermia Maligna [Suscetível]), 82
Homeostase
   do cálcio, 81

I

I/E (Razão de Inspiração/Expiração), 48
Incapacidade
   de respirar, 112
   pós-operatória, 112
Indução
   de sequência rápida, 142
   outras indicações para, 142
Infusão(ões)
   cutâneas, 205
      na analgesia pós-operatória, 205
   venosas, 121
      acidentes em anestesia com, 121
Insuficiência
   respiratória, 113q
      causas de, 113q
         incomuns, 113q
         mais comuns, 113q
Insuflação
   de gás, 154
      problemas por, 154
         na laparoscopia, 154
Intoxicação
   grave, 89
      do anestésico local, 89q
      sinais de, 89q
   por anestésico local, 90
      sem parada circulatória, 90q
      tratamento da, 90
   sinais da, 89
   sintomas da, 89
   por água, 163q
      aguda, 163q
         sinais de, 163q
         sintomas de, 163q
      na síndrome de RTUP, 164q
      tratamento da, 164q
Intraoperatório
   problemas no, 103-109
      causas comuns de, 104q
      mais comuns, 103-109
         arritmias, 106
         aspiração, 106
         cianose, 106
         hipertensão, 109
         hipotensão, 108
         laringospasmo, 104
         sibilância, 105
Intubação(ões), 141
   às cegas, 15q
   difíceis, 4q
      controle das vias aéreas e, 4q
      características anatômicas de, 4q

das vias aéreas, 4q
  características médicas de, 4q
manejo da, 96
  na obstrução, 96
    das vias aéreas, 96
máscara laríngea para, 10
traqueal, 15-19, 59, 139q, 208q
  campos visuais, 16
    laringoscópicos, 16
  complicações da, 18
  falha de, 21-23
    confirmação da, 16
    curso de ação para, 21q
      inicial, 21q
    decisões, 22
      a considerar após, 22q
      secundárias, 22
    estratégia inicial, 21
  extubação acidental, 16
  indicações para, 208q
    lesão craniana, 208q
  laringoscópios, 15
  manejo da, 140q
    quando há risco de aspiração, 140q
  métodos para facilitar a, 139q
    na anestesia de emergência, 139q
  na parada cardíaca, 59
  perda do posicionamento, 16
  técnicas de, 15q
  vista da laringe antes da, 12f
Irrigação
  urológica, 161q
    fluidos de, 161q
      exigências para, 161q

J
Jejum
  pré-operatório, 131
Joelho
  cirurgias de, 186q, 187q
    anestesia geral, 187q
      desvantagens da, 187q
      vantagens, 187q
    anestesia regional, 186q
      desvantagens da, 186q
      vantagens, 186q
    considerações anestésicas, 186q
    técnicas anestésicas, 186q

L
Lack
  sistemas de, 45f
    coaxiais, 45f

Laparoscopia
  anestesia para, 153
    insuflação de gás, 154
      problemas por, 154
      problemas associados à, 155
    trauma, 154
      por agulha de Veress, 154
      por trocarte, 154
Laparotomia
  anestesia na, 158
Laringe
  vista da, 12f
    antes da intubação, 12f
Laringospasmo
  intraoperatório, 104, 105q
    manejo do, 105q
    tratamento, 104
Laringoscópio(s), 15
Laringotraqueobronquite
  obstrução por, 95
    das vias aéreas, 95
Lesão
  craniana, 208q, 210q
    intubação traqueal, 208q
      indicações, 208q
    transferência de pacientes com, 210q
      diretrizes, 210q
Limpeza
  sistema de, 39, 49q
    componentes do, 49q
Líquido Cerebroespinal
  distribuição no, 151q
    de soluções, 151q
      de anestésicos locais, 151q

M
Mallampati
  abertura de boca para, 5f
    estruturas vistas na, 5f
  sistema de pontuação de, 5
    modificado, 5
Mapleson
  classificação, 44f
    de sistemas com reinalação, 44f
Máscara(s)
  de oxigênio, 197
    de desempenho, 197
      fixo, 197
      variável, 197
  facial, 9
  laríngea, 10
    antes da insuflação, 10f

Medicamento(s)
  reações alérgicas a, 77q
  sinais graves de, 77q
MHRA (Agência Reguladora de Medicamentos e Produtos de Saúde), 80
Monitoramento
  acessórios de, 123
  acidente com, 123
  aforismos anestésicos, 219
  dispositivos de, 37
  em anestesia, 51-56
    anestesiologista, 52
    do paciente, 53
      dispositivo de, 53q
    equipamento de, 52
    inspeção, 52
    requisitos de, 51q
Morfina
  intravenosa, 205t
    PCA, 205t
      esquema típico para a bomba de, 205t
Movimento
  da cabeça, 6
  da mandíbula, 6
  do maxilar, 6
  do pescoço, 6

N

Náusea(s)
  no pós-operatório, 114
NCEPOD (*National Confidential Enquiry into Patient Outcome and Death*), 183
Nível(is)
  dermatomais, 152t
  em vários pontos anatômicos, 152t

O

Obesidade
  avaliação específica da, 129q
Obstetrícia
  parada cardíaca, 60
Obstrução
  das vias aéreas, 93-97, 111
    pós-operatória, 112q
      causas mais comuns de, 112q
    sinais de, 111q
    superiores, 93-97
      apresentação clínica, 93
      corpo estranho, 96
      crupe, 95
      diagnóstico, 94
      epiglotite, 95
      estridor, 93-97
      laringotraqueobronquite, 95
      manejo da intubação, 96
Odontologia
  anestesia para, 175-181
    cirurgia dentária, 176q
    anestesia geral para, 176q
    técnicas anestésicas para, 176q
    emergencial, 177
    estudo de caso, 177
    vias aéreas, 175
      compartilhadas, 175
Operação(ões)
  classificação de, 127q
  nos testículos, 168
  anestesia para, 168
Opioide(s)
  epidurais, 150q
    complicações dos, 150q
  sistêmicos, 204q
    efeitos colaterais dos, 204q
    principais, 204q
Otorrinolaringologia
  anestesia para, 175-181
    cirurgia do ouvido, 180
    sangramento da amígdala, 179
      problemas anestésicos no, 179q
Oxigenação, 60
Oxigênio
  máscaras de, 197
    de desempenho, 197
      fixo, 197
      variável, 197
  saturação de, 55q
    baixa, 55q
    causas da, 55q
  suprimento de, 52
Oxigenoterapia, 196
  máscaras de oxigênio, 197
    de desempenho, 197
      fixo, 197
      variável, 197

P

Paciente(s)
  despertar o, 22
  doente, 133-136
    cirúrgico, 133q
      princípios de cuidados ao, 133q
    reconhecimento do, 133-136
      comunicação, 134
      diagnóstico, 134
      onde reanimar, 134
    tratamento do, 133-136
      transferência de pacientes, 135

Índice Remissivo 233

manejo do, 195-199
   na área de recuperação anestésica, 195-199
    alta, 199
    chamadas da recuperação, 198
    oxigenoterapia, 196
    tardia, 198q
   transferência de, 123
    acidente na, 123
PaCO$_2$ (Tensão Arterial de Dióxido de Carbono), 55
   causas mais comuns de, 56q
    alto, 56q
    baixo, 56q
Parada
   cardíaca, 59-68, 90q
    adrenalina na, 61
    arritmias, 63
    associada à injeção 90q
    de anestésico local, 90q
    concentrações, 63
    desfibrilação, 60
    intubação traqueal, 59
    obstetrícia, 60
    oxigenação, 60
    reanimação, 60, 63
     de adultos, 60
     pediátrica, 6d3
   circulatória, 90q
    intoxicação grave sem, 90q
    por anestésico local, 90q
Patil
   teste de, 6
PCA (Analgesia Controlada pelo Paciente), 204
   morfina intravenosa, 205t
    bomba de, 205t
    esquema típico para a, 205t
PEA (Atividade Elétrica sem Pulso), 63
PEEP (Pressão Expiratória de Extremidade Positiva), 48
Perda
   de calor do corpo, 117q
    no pós-operatório, 117q
    prevenção da, 117q
   de sangue, 31, 69
    estimativa da, 69
   do posicionamento, 16
    na intubação traqueal, 16
Peristaltismo
   intestinal, 143q
    anormal, 143q

Perna
   cirurgia da, 185
   anestesia para, 185
PFC (Plasma Fresco Congelado), 71
Pneumoperitônio
   uso de CO$_2$ para, 153q
   vantagens do, 153q
Pneumotórax, 99-101
   causas de, 99q
   em anestesia, 100q
    sinais de, 100q
    tratamento, 100
Posicionamento
   perda do, 16
    na intubação traqueal, 16
Pós-Operatório
   cuidados no, 144
   níveis de, 144q
Pré-Medicação, 130
   razões para, 131q
Prensa(s)
   de bolsa, 47
Pré-Oxigenação, 140
Pressão
   arterial, 53q, 55q, 85, 135
    medição da, 85, 135
     direta, 135
     intravascular, 85
   cricoide, 140, 141f
    aplicação de, 141f
   das vias aéreas, 55q
   redução de, 35f
    válvula de, 35f
   reguladores de, 34
   uma atmosfera de, 33q
   venosa, 27q, 53q
    central, 27q, 85
     medição intravascular da, 85
    variantes em, 27q
Problema(s)
   anestésicos, 155q, 162q, 173q, 179q
    associados à laparoscopia, 155
    da cirurgia, 155q, 173q
     anal, 173q
     laparoscópica, 155q
     no sangramento da amígdala, 179q
     para RTUP, 162q
   da recuperação tardia, 198q
   no intraoperatório, 103-109
    causas comuns de, 104q
    mais comuns, 103-109
     arritmias, 106
     aspiração, 106
     cianose, 106

hipertensão, 109
hipotensão, 108
laringospasmo, 104
sibilância, 105
pós-operatórios, 111-119, 170*q*
  atraso no despertar, 116
  causas mais comuns de, 112*q*
  cianose, 118
  distúrbios de tempertura, 116
  específicos, 170*q*
    em cirurgia abdominal, 170*q*
  incapacidade de respirar, 112
  náuseas, 114
  obstrução das vias aéreas, 111
  sinais de, 111
  tremores, 116
  vômitos, 114
pré-operatórios, 169*q*
  específicos, 169*q*
    em cirurgia abdominal, 169*q*
Procedimento(s)
  cistoscópicos, 167
  anestesia nos, 167
  radiológicos, 213
Produto(s)
  do sangue, 70
    armazenamento, 70
    de uso comum, 71*t*
    preparações, 71

Q
Quadril
  cirurgias de, 186*q*, 187*q*
    anestesia geral, 187*q*
      desvantagens da, 187*q*
      vantagens, 187*q*
    anestesia regional, 186*q*
      desvantagens da, 186*q*
      vantagens, 186*q*
    considerações anestésicas, 186*q*
    técnicas anestésicas, 186*q*

R
Raquianestesia
  anestesia peridural e, 145-152
Reação(ões)
  alérgicas, 77*q*
    a medicamentos, 77*q*
      sinais graves de, 77*q*
  anafiláticas, 77-80
    investigações, 79
    tratamento, 78
      imediato, 78
      secundário, 79
  hemolíticas, 73
    transfusionais, 73

Reanimação
  de adultos, 60
  pediátrica, 63
Recuperação
  alta da, 199*q*
    critérios típicos para, 199*q*
  chamadas da, 198
  tardia, 198*q*
    problemas da, 198*q*
Recuperação Anestésica
  área de, 195-199
    manejo do paciente na, 195-199
      alta, 199
      chamadas da recuperação, 198
      oxigenoterapia, 196
      tardia, 198*q*
      tratamento na, 196*q*
        principais objetivos do, 196*q*
Redução
  de pressão, 35*f*
    válvula de, 35*f*
Registro(s)
  do equipamento, 39
  de anestesia, 39
Regulador(es)
  de pressão, 34
Regurgitação
  fatores de risco para, 143*q*
    alto, 143*q*
Reinalação
  sistemas com, 43
    classificação Mapleson de, 44*f*
  sistemas sem, 46
Respiração
  tubos de, 41
Rotâmetro(s), 35
RTUP (Ressecção Transuretral da Próstata), 161
  anestesia para, 165*q*, 166*q*
    geral, 166*q*
      desvantagens, 166*q*
      vantagens, 166*q*
    regional, 166
      desvantagens, 166*q*
      vantagens, 166*q*
  estudo de caso, 167
  problemas anestésicos para, 162*q*, 164
    outros, 164
  síndrome de, 163, 164*q*
    intoxicação por água na, 164*q*
    tratamento da, 164*q*
  suspeita de, 163*q*
    exame de sangue em, 163*q*

S

SAG-M (Salina, Glicose, Adenina e Manitol)
  solução de, 70
Saída
  de gás comum, 36
Sala de Operação(ões)
  ambiente da, 124
  acidentes no, 124
Sangramento
  da amígdala, 179
  problemas anestésicos no, 179q
Sangue
  perda de, 31
  transfusão de, 69-76
    complicações da, 72
      bioquímica, 73
      CID, 74
      físicas, 72
      imunológica, 73
      infecciosa, 73
      reações hemolíticas transfusionais, 73
      e produtos do sangue, 70
      armazenamento, 70
      de uso comum, 71t
      preparações, 71
    estimativa da perda de, 69
    hemorragia e, 69-76
    maciça, 74
    verificações da, 75q
    verificando o sangue para, 75
  volume de, 74q
    fórmulas de, 74q
Sibilância
  intraoperatória, 105
    diagnósticos diferenciais da, 105q
    tratamento, 105
Sinal(is)
  clínicos, 16q
    para confirmar intubação, 16q
    traqueal, 16q
Síndrome
  de RTUP, 163
Sistema(s)
  coaxiais, 45f
    de Bain, 45f
    de Lack, 45f
  de exaustão, 39
  de limpeza, 39, 49q
    componentes do, 49q
  de pontuação, 5
    de Mallampati, 5
      modificado, 5

respiratórios, 38, 41-46, 52
  funções das bolsas em, 42q
  na anestesia, 41-46, 52
    com reinalação, 43
    componentes, 41
    inspeção, 52
    por absorção de CO_2, 43
    sem reinalação, 46
  ventilatórios, 41-46
    na anestesia-41-46
      com reinalação, 43
      componentes, 41
      inspeção, 52
      por absorção de CO_2, 43
      sem reinalação, 46
Solução(ões)
  coloidais, 31t
    propriedades de, 31t
  contendo glicose, 30
  de anestésico local, 88q
    adrenalina em, 88q
      uso seguro da, 88q
  de CPD, 70
  de SAG-M, 70
  venosas, 30t
    composição de, 30t
    eletrolítica, 30t
Sucção
  dispositivos de, 49
    componentes do, 49q
Succinilcolina
  efeitos colaterais da, 142q
    principais, 142q
Suporte de Vida
  no adulto, 61f
    algoritmo de, 61f, 62f
      avançado, 62f
      básico, 61f
    pediátrico, 66f, 67f
      avançado, 67f
      básico, 66f
Suprimento
  de oxigênio, 52

T

de Ayres, 45
Taquicardia(s)
  de complexo, 107q
    estreito, 107q
    largo, 107q
  no adulto, 65f
    algoritmo de, 65f

Taxa(s) de Fluxo
  por catéteres venosos, 25*t*
  típicos, 25*t*
Técnica(s)
  anestésicas, 138*q*
    classificação das, 138*q*
  asséptica, 100
  de hipotensão, 180*q*
    induzida, 180*q*
  de intubação, 15*q*
Temperatura
  distúrbios de, 117
    no pós-operatório, 117
Terapia
  eletroconvulsiva, 212*q*
    anestesia na, 212*q*
      considerações, 212*q*
  medicamentosa, 131
Teste(s)
  de Allen, 28
  de Patil, 6
  técnicos, 17*q*
    para confirmar intubação, 17*q*
Testículo(s)
  operações nos, 168
    anestesia para, 168
TIVA (Anestesia Total Intravenosa)
  catéter para, 121
Toxicidade
  dos anestésicos locais, 87-91
    grave, 89
      sinais da, 89
      sintomas da, 89
    leve, 89, 90
      sinais da, 89
      sintomas da, 89
      tratamento da, 90
    porcentagem, 88
      o que significa, 88
TP (Tempo de Protrombina), 74
Trabalho
  na enfermaria, 214
Transferência
  de paciente, 123, 135, 210*q*
    acidente na, 123
    com lesões cranianas, 210*q*
      diretrizes, 210*q*
    inter-hospitalar, 210
Transfusão
  de sangue, 69-76
    complicações da, 72
      bioquímica, 73
      CID, 74
      físicas, 72

imunológica, 73
infecciosa, 73
reações hemolíticas
  transfusionais, 73
e produtos do sangue, 70
estimativa da perda de, 69
hemorragia e, 69-76
maciça, 74
verificações da, 75*q*
verificando o sangue para, 75
Transporte
  de pacientes, 213, 214*q*
    considerações anestésicas, 214*q*
    inter-hospitalar, 213
Traqueíte
  bacteriana, 95
Traqueostomia, 13
Trauma
  danos cerebrais após, 207*q*
    secundários, 207*q*
      causas de, 207*q*
  de crânio, 207-210
    anestesia em, 207-210
      considerações gerais, 207
      transferência inter-hospitalar, 210
  por agulha, 154
  de Veress, 154
  por trocarte, 154
Tremor(es)
  pós-operatórios, 116
Trocarte
  trauma por, 154
TTPA (Tempo de Tromboplastina Parcial Ativada), 74
Tubo(s)
  de respiração, 41
  traqueal, 11, 123
    acidente com, 123
    típico, 11*f*
Tuohy
  agulha de, 148*f*
TV (Taquicardia Ventricular), 63

U
Umidificação, 50

V
Válvula(s)
  de agulha, 35
    do fluxômetro, 35
  de redução, 35*f*
    de pressão, 35*f*
  unidirecionais, 43

Índice Remissivo 237

Vaporizador(es), 36, 38
VCM (Ventilação Mandatória Controlada), 48
Veia(s)
   jugular interna, 27q
      cateterização da, 27q
      complicações da, 27q
      preencher as, 26
Ventilação
   meios alternativos de, 39
Ventilador(es), 39
   aparelho de exaustão, 49
   dispositivos de sucção, 49
   e outros equipamentos, 47-50
   tipos de, 47q
Via(s) Aérea(s)
   aforismos anestésicos, 218
   altas pressões nas, 18
   avaliação das, 3-7, 137, 169q, 208
      em cirurgia abdominal, 169q
      exames, 4, 7
         outros, 7
      histórico, 3
      na anestesia, 137, 208
         de emergência, 137
         em trauma de crânio, 208
      sintomas, 4
      testes clínicos, 4
   compartilhadas, 175
      na anestesia, 175
      para odontologia, 175
      para otorrinolaringologia, 175
   controle das, 4q, 9-13
      métodos, 9
      posição, 9
   gestão da, 196q
      na área de recuperação, 196q
   intubação difícil da, 4q
      características de, 4q
         anatômicas de controle das, 4q
         médicas, 4q
   livres, 55q
   nos aforismos anestésicos, 218
   nos problemas intraoperatórios, 103
   obstrução das, 93-97, 111, 112q
      pós-operatória, 112q
      sinais de, 111q
      superiores, 93-97
         estridor, 93-97
Volume
   sangue de, 74q
   fórmulas de, 74q
Vômito(s)
   pós-operatório, 114, 115q
      fatores associados a, 115q